まんが

家でのこと

訪問看護で出会う13の珠玉の物語

高橋恵子

医学書院

ひろい宇宙に
こんな星が
ありまして。

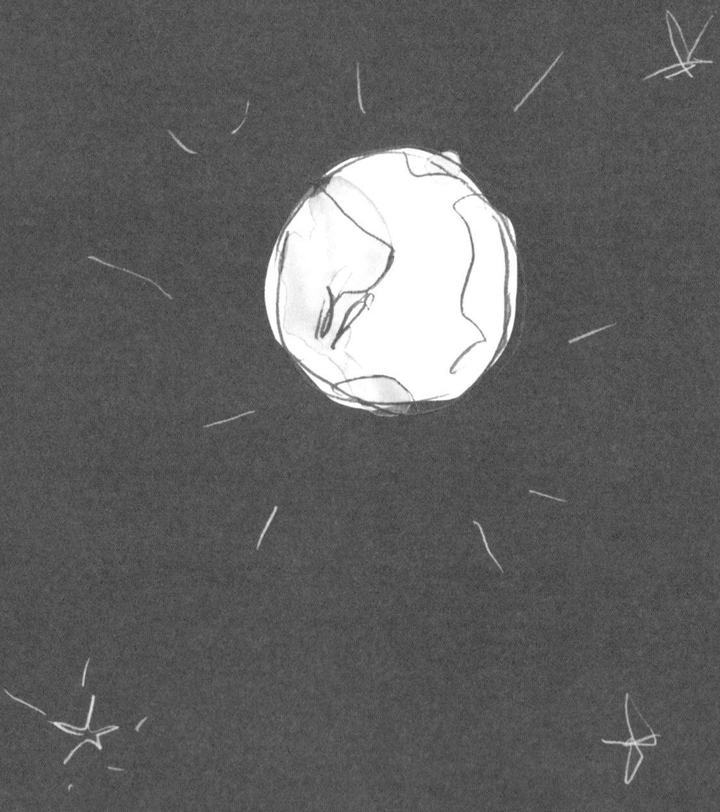

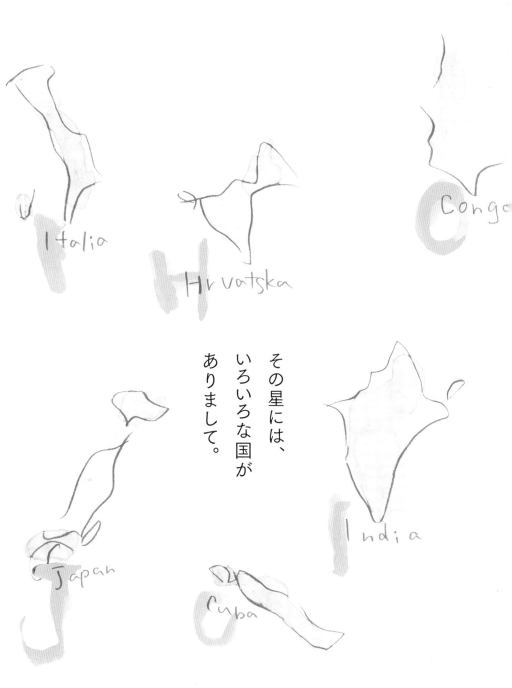

その星には、
いろいろな国が
ありまして。

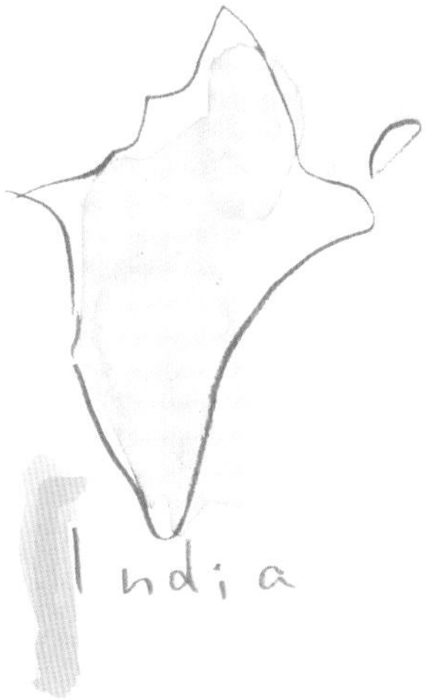

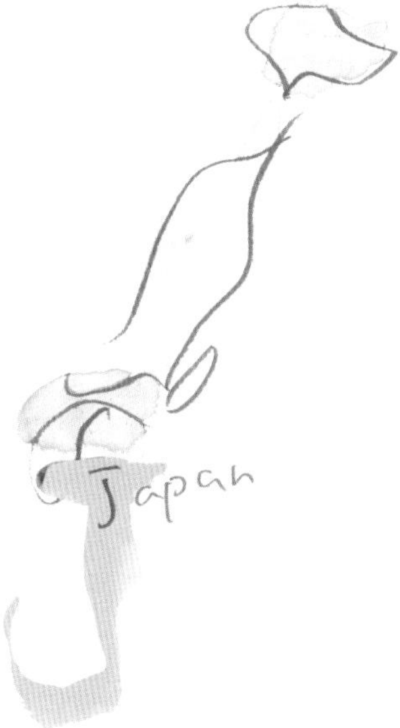

国には、
たくさんの町があり、

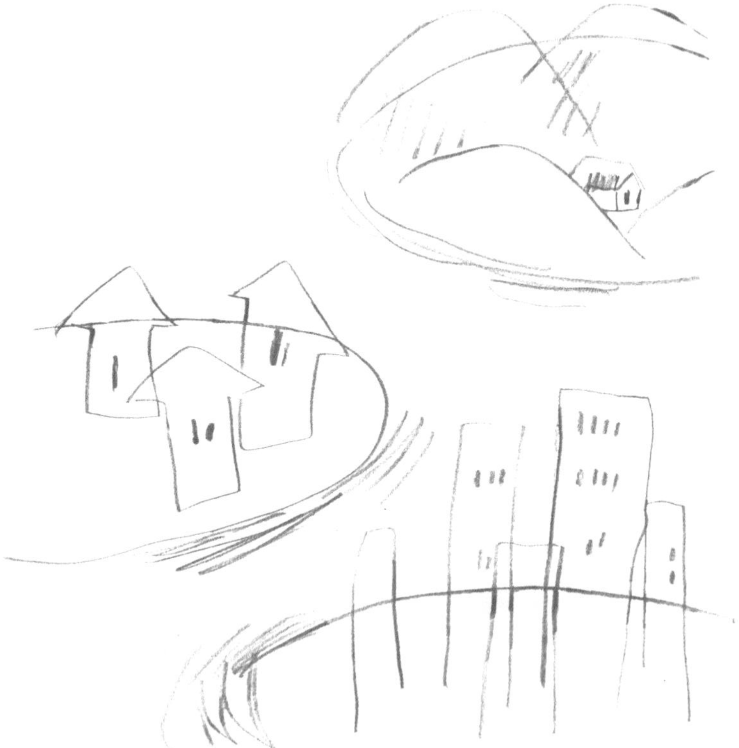

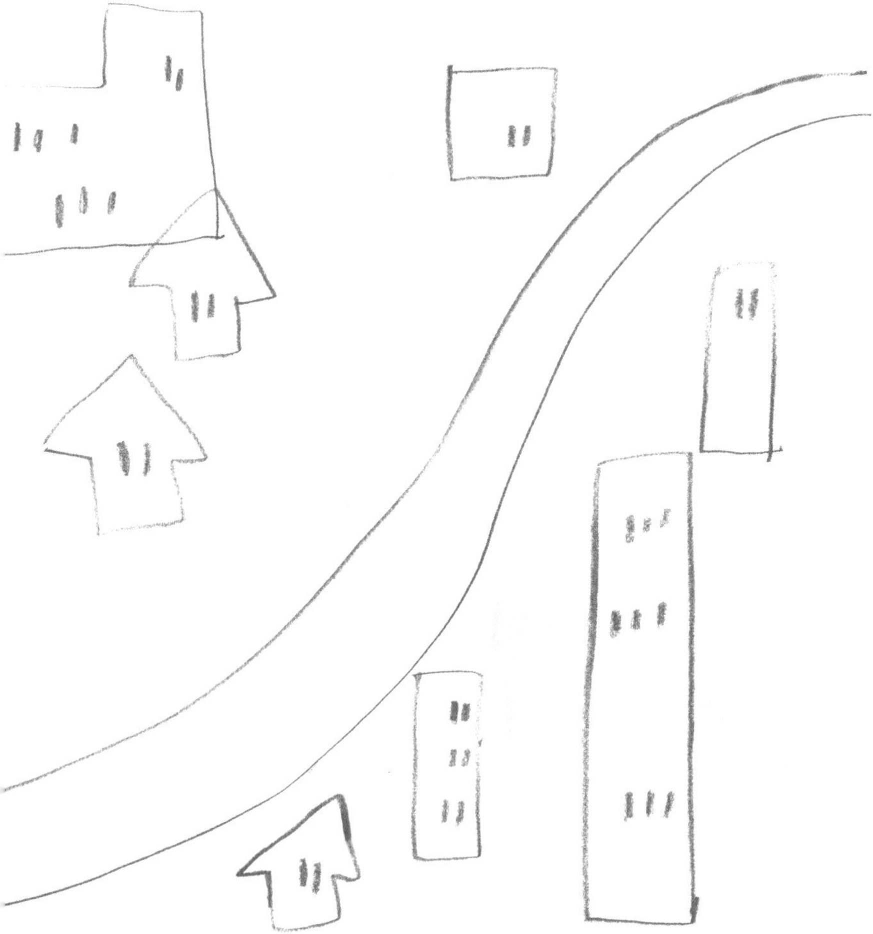

町には、
これまた
たくさんの
家があります。

そして、
たくさんの家
ひとつ
ひとつには、

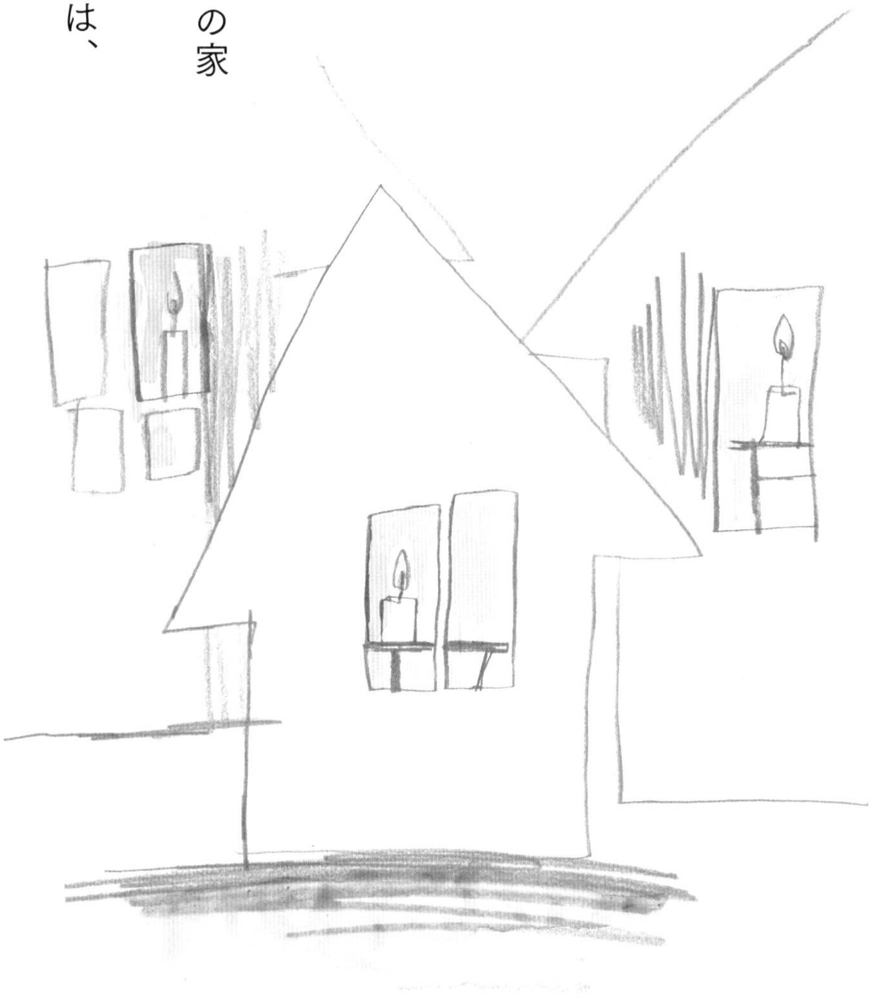

かけがえのない物語が
つまっています。

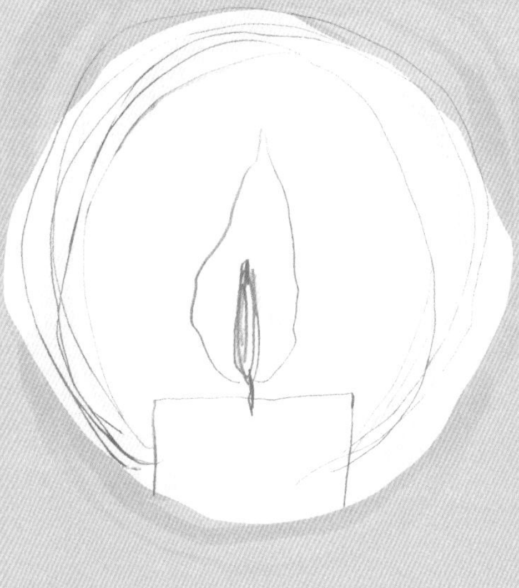

目次

ブックデザイン　遠藤陽一＋高岩美智（デザインワークショップジン）

第1話

その母と子の毎日

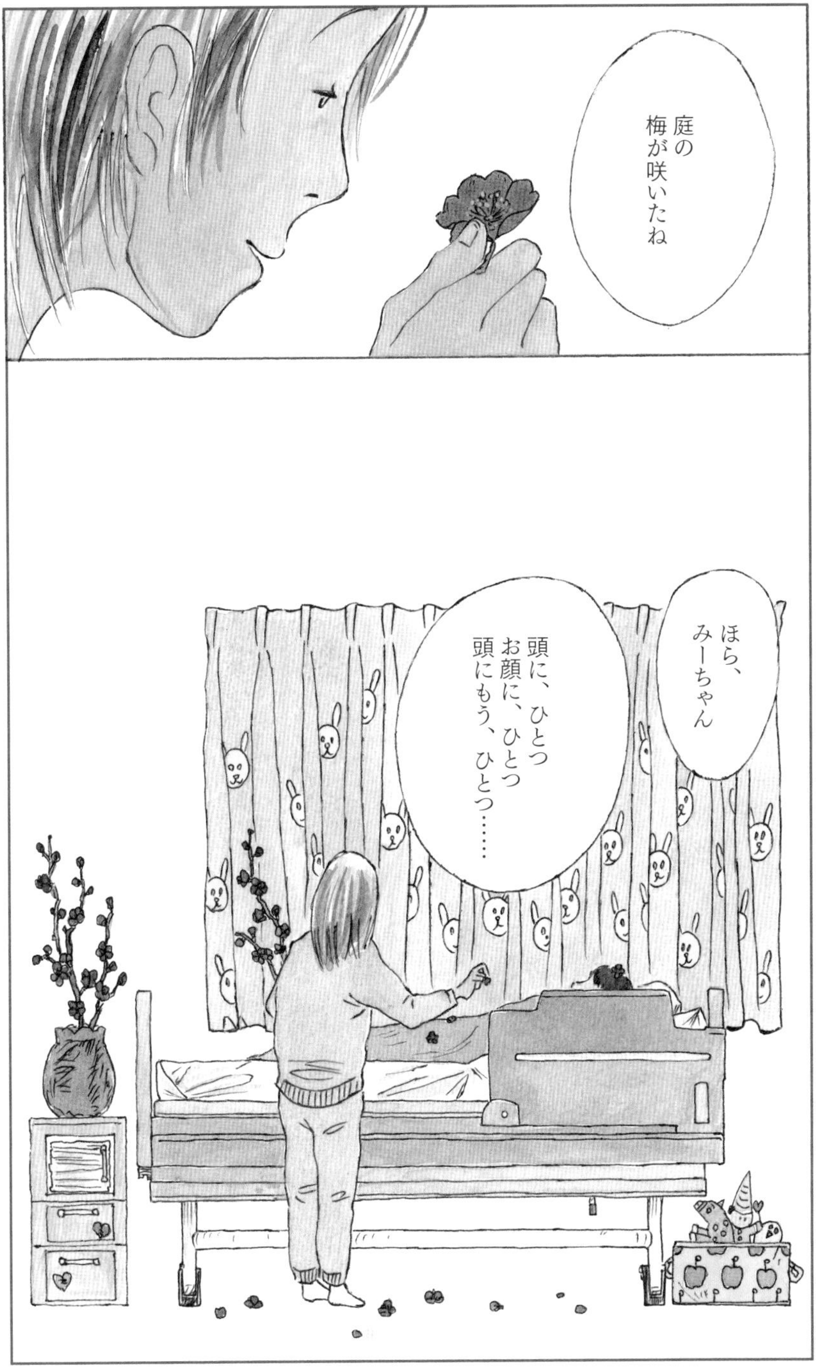
庭の
梅が咲いたね
ほら、
みーちゃん
頭に、ひとつ
お顔に、ひとつ
頭にもう、ひとつ……

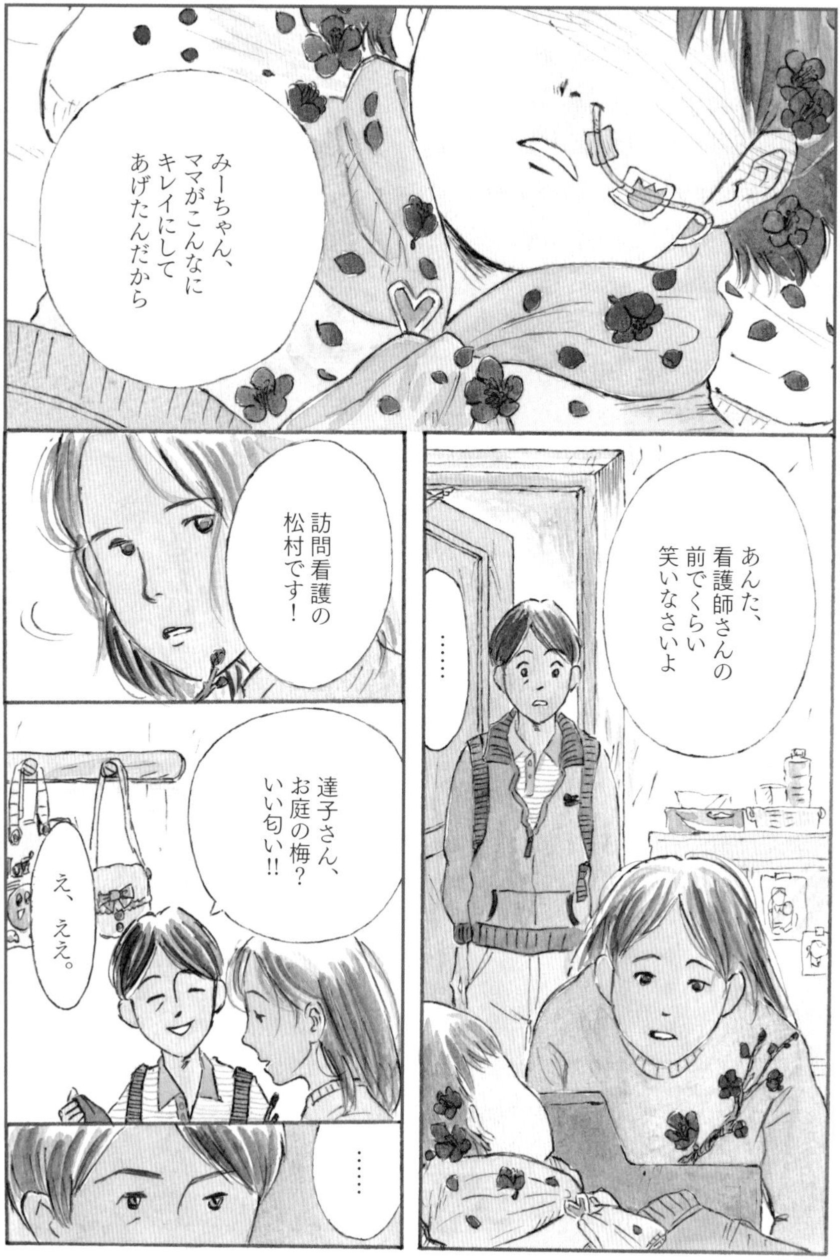

みーちゃん、ママがこんなにキレイにしてあげたんだから
あんた、看護師さんの前でくらい笑いなさいよ
……
訪問看護の松村です！
達子さん、お庭の梅？いい匂い!!
え、ええ。
……

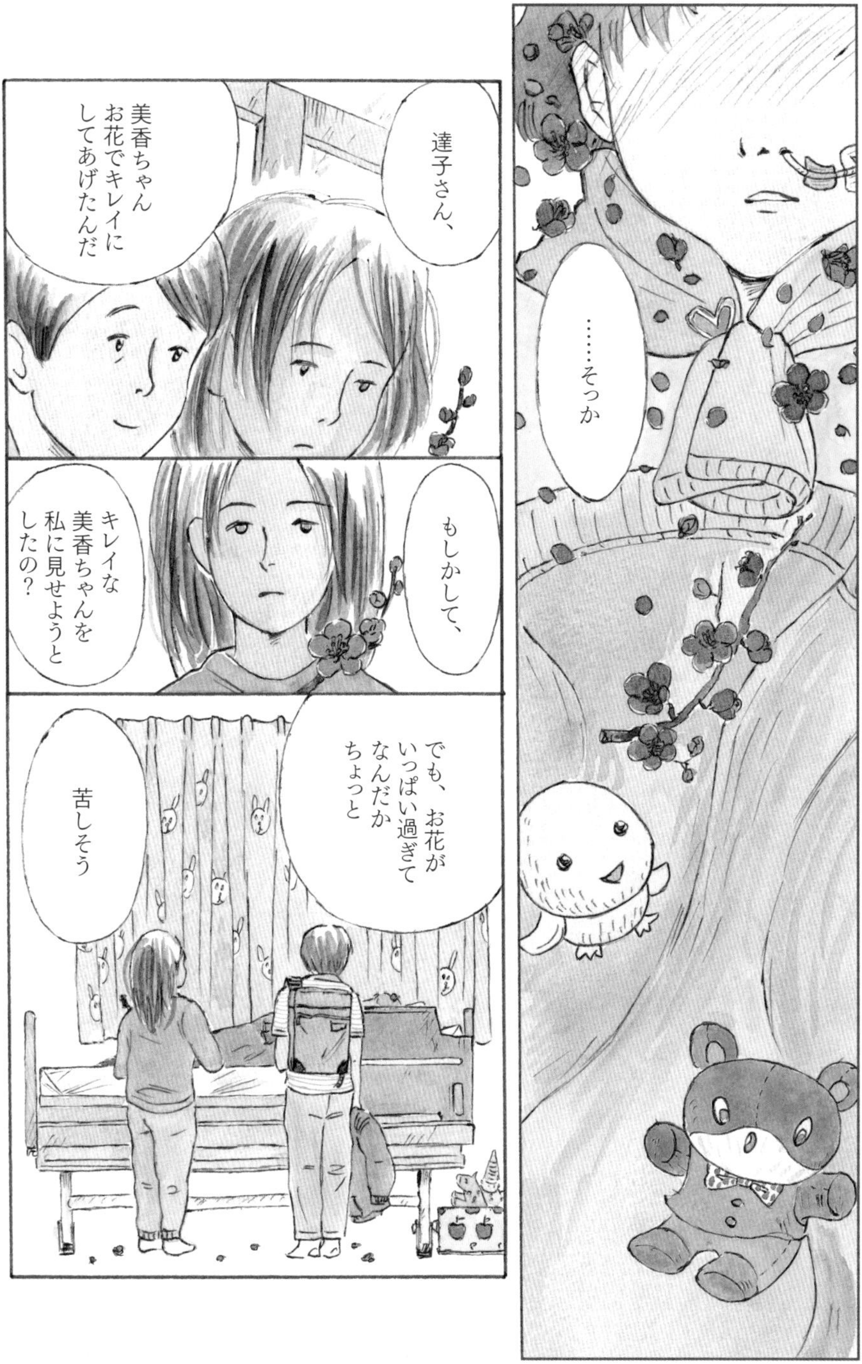

……そっか
達子さん、
美香ちゃん お花でキレイに してあげたんだ
もしかして、
キレイな 美香ちゃんを 私に見せようと したの?
でも、お花が いっぱい過ぎて なんだか ちょっと
苦しそう

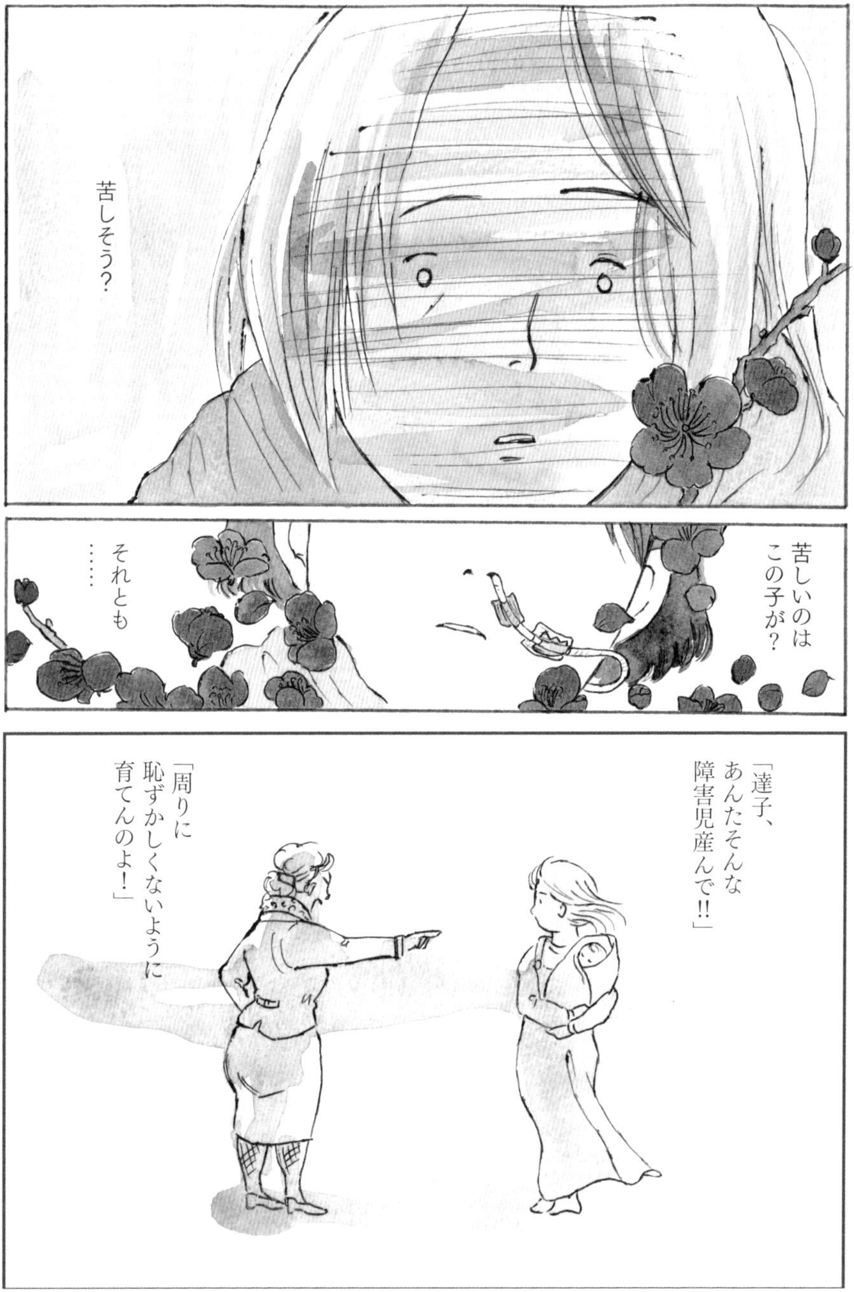
苦しそう？
苦しいのはこの子が？
それとも……
「達子、あんたそんな障害児産んで!!」
「周りに恥ずかしくないように育てんのよ！」

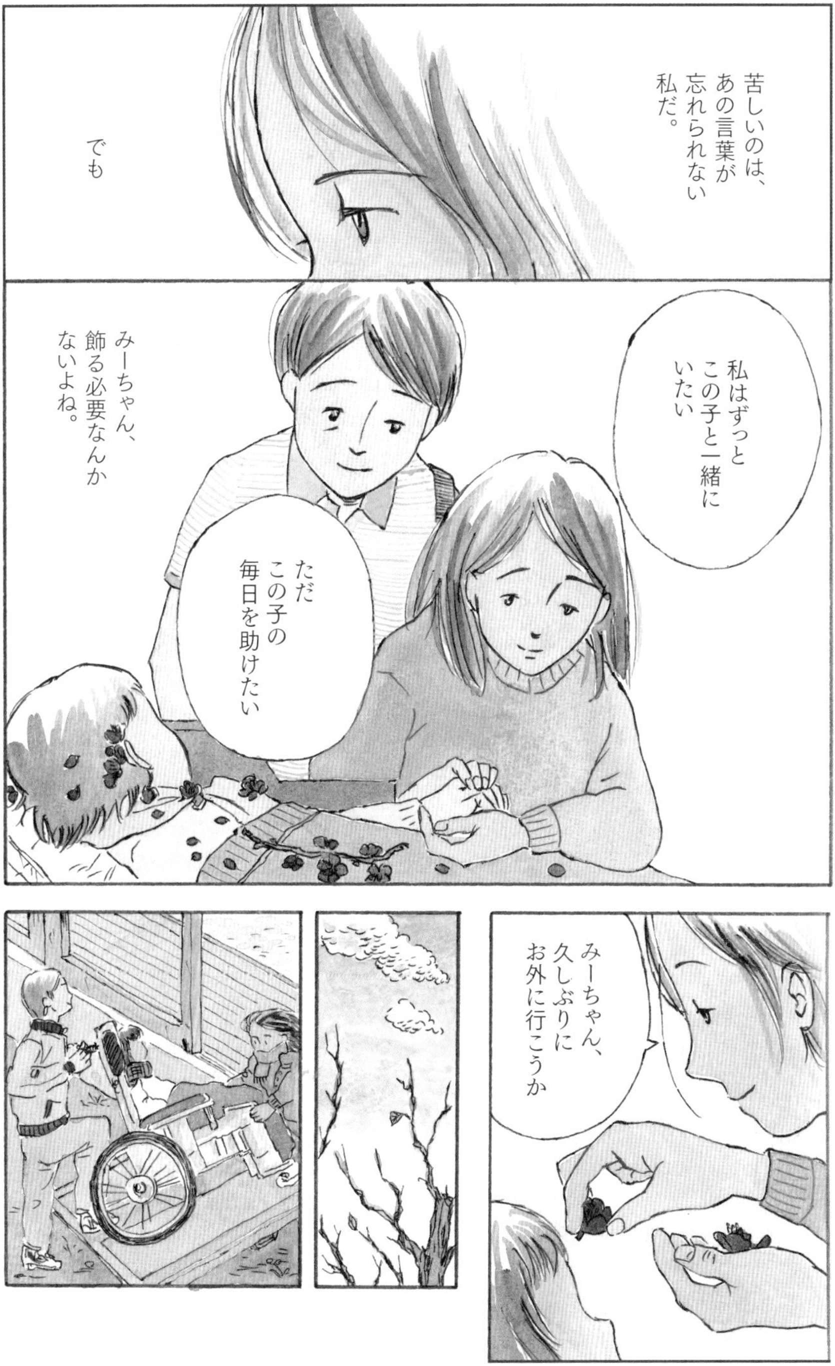
苦しいのは、あの言葉が忘れられない私だ。
でも
私はずっとこの子と一緒にいたい
ただこの子の毎日を助けたい
みーちゃん、飾る必要なんかないよね。
みーちゃん、久しぶりにお外に行こうか

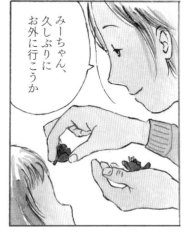

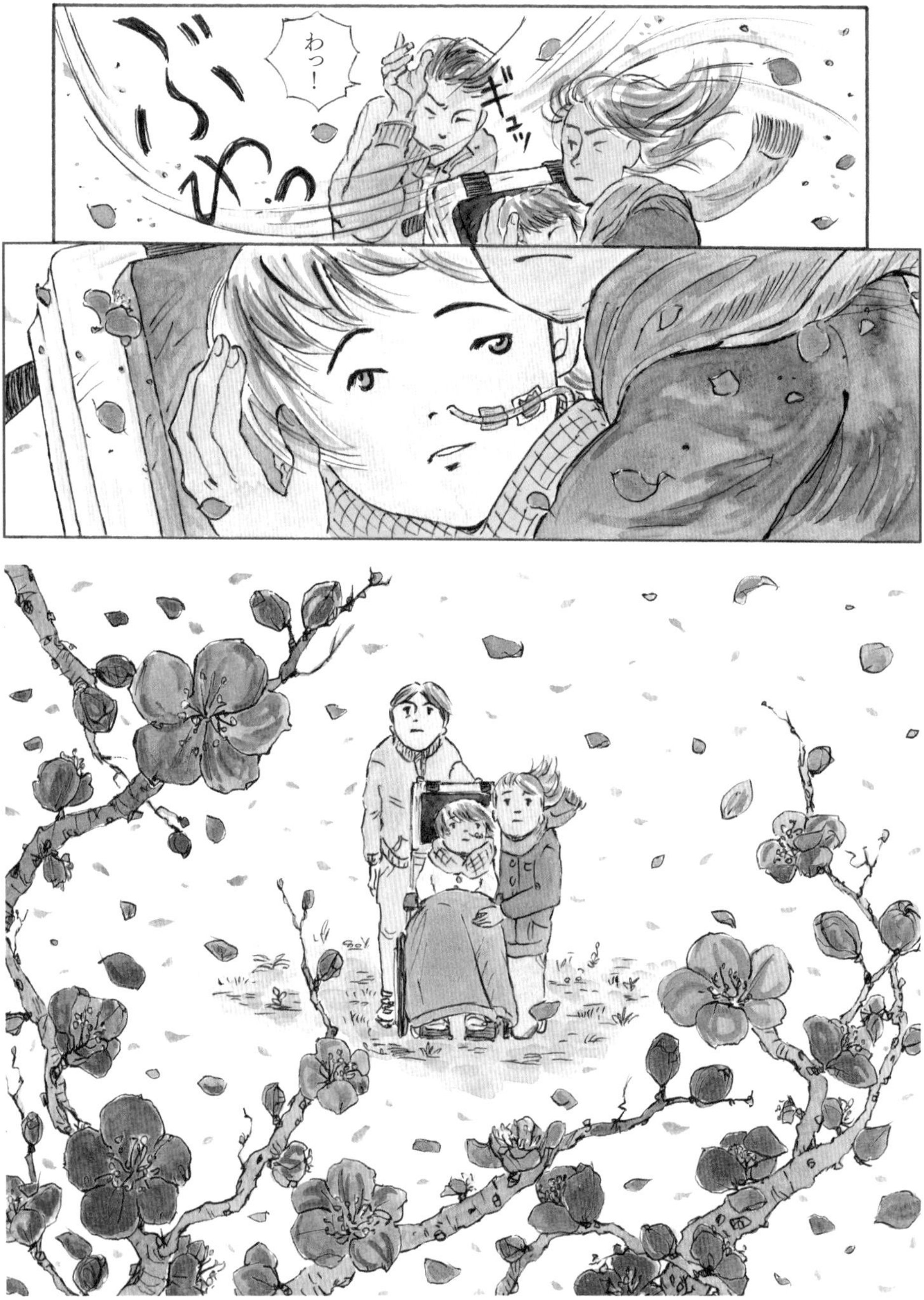
ギュッ
わっ！
ぶわっ

そう私は、
ただ
この子の毎日を
助けたい。

第1話―その母と子の毎日　完

第2話

土管の家

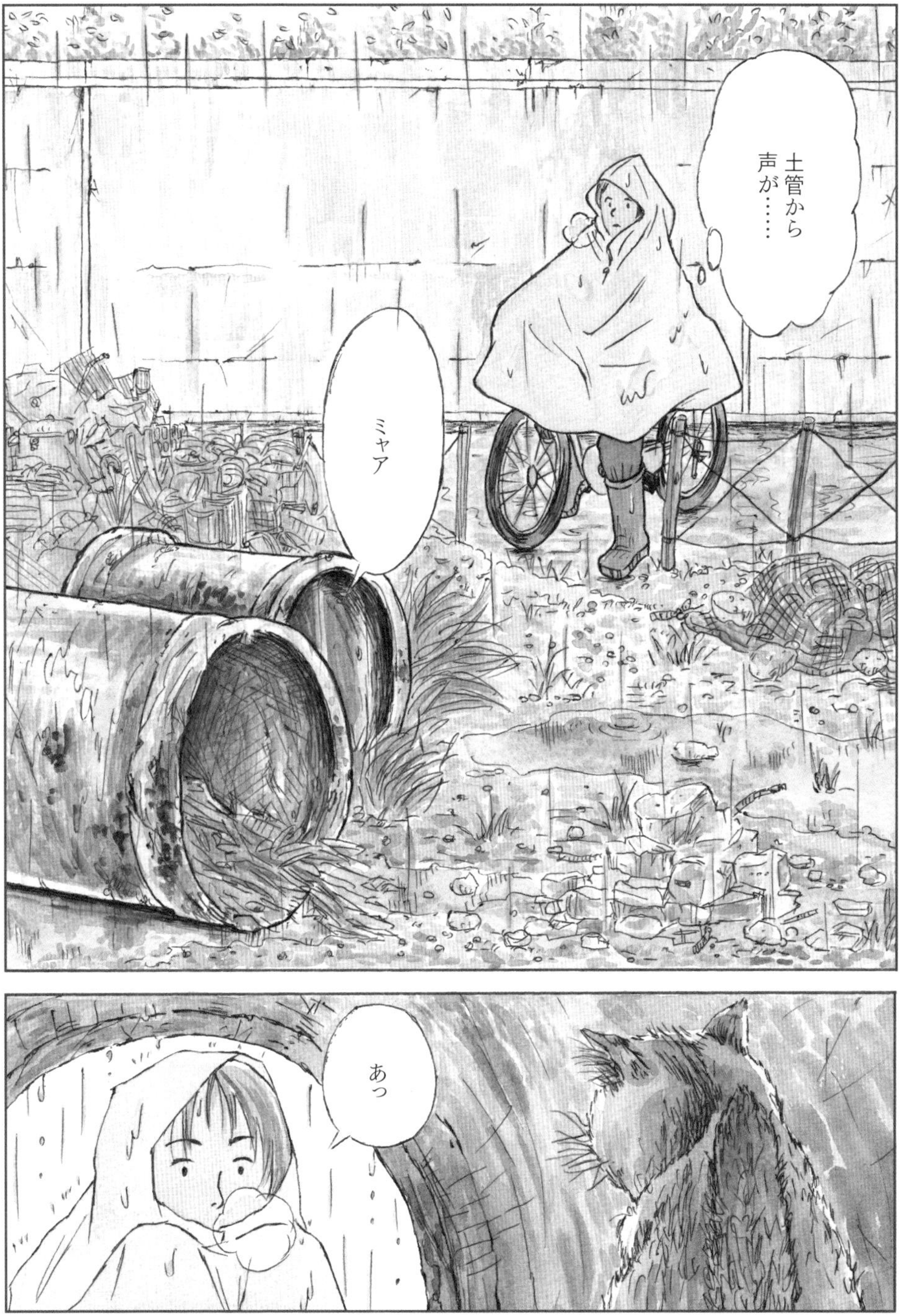
土管から
声が……
ミヤア
あっ

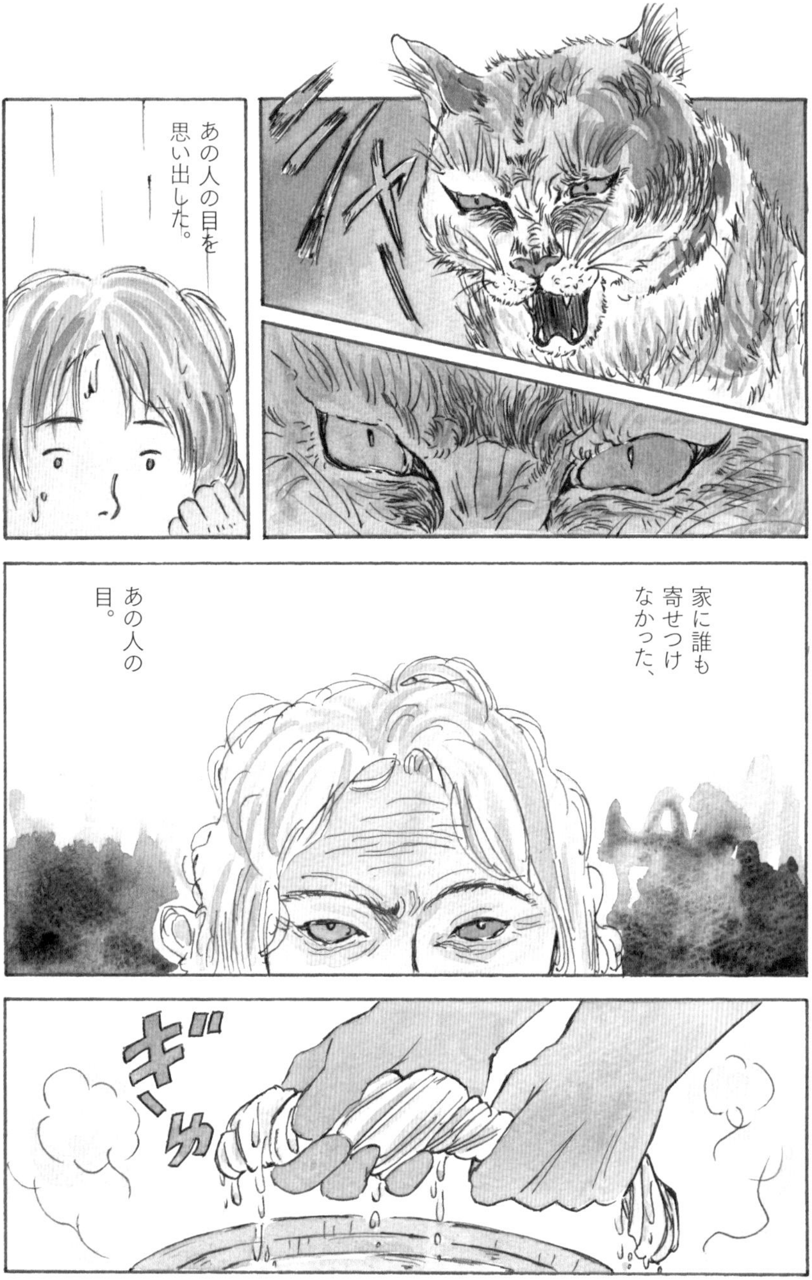
シャー
あの人の目を
思い出した。
家に誰も
寄せつけ
なかった、
あの人の
目。
ギュ

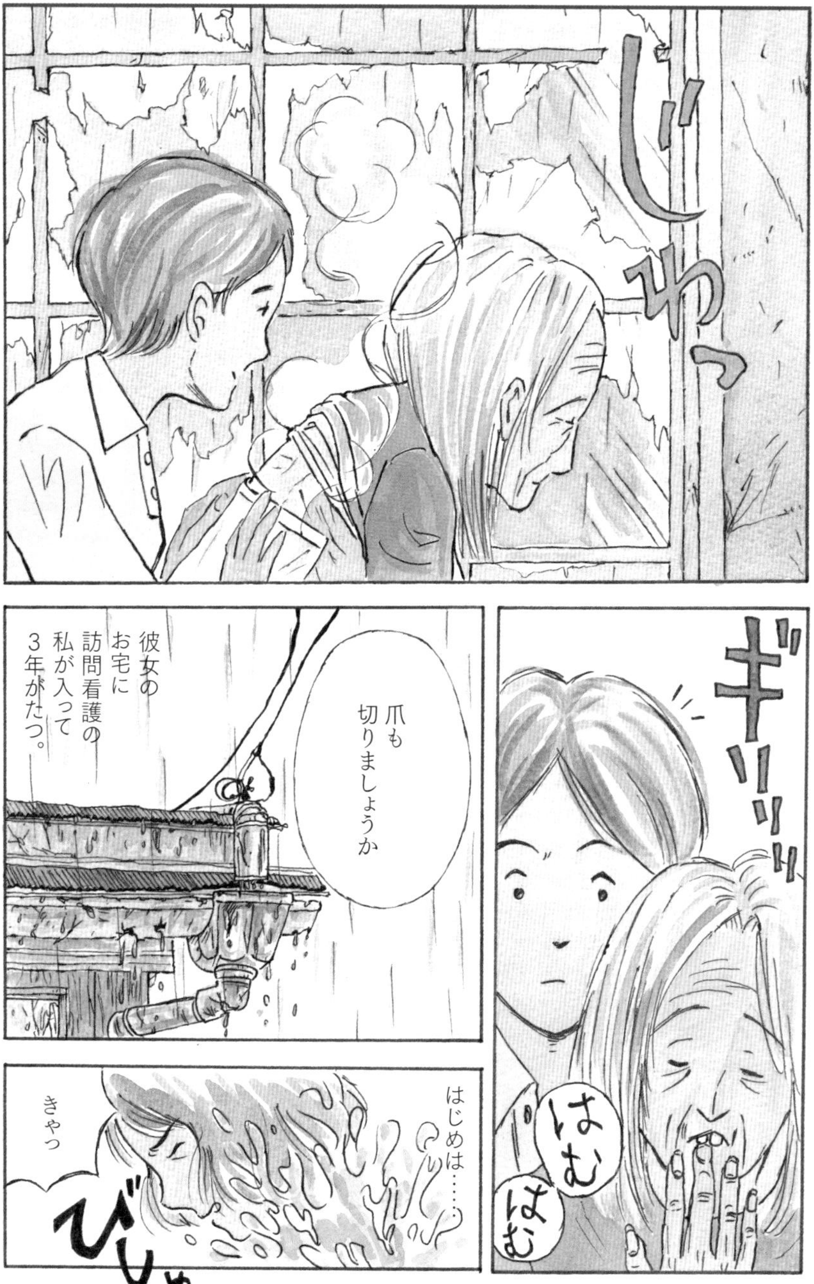
じじゅっ
ギリリリ
はむ
はむ
爪も切りましょうか
彼女のお宅に訪問看護の私が入って3年がたつ。
はじめは……
きゃっ
びしゃ

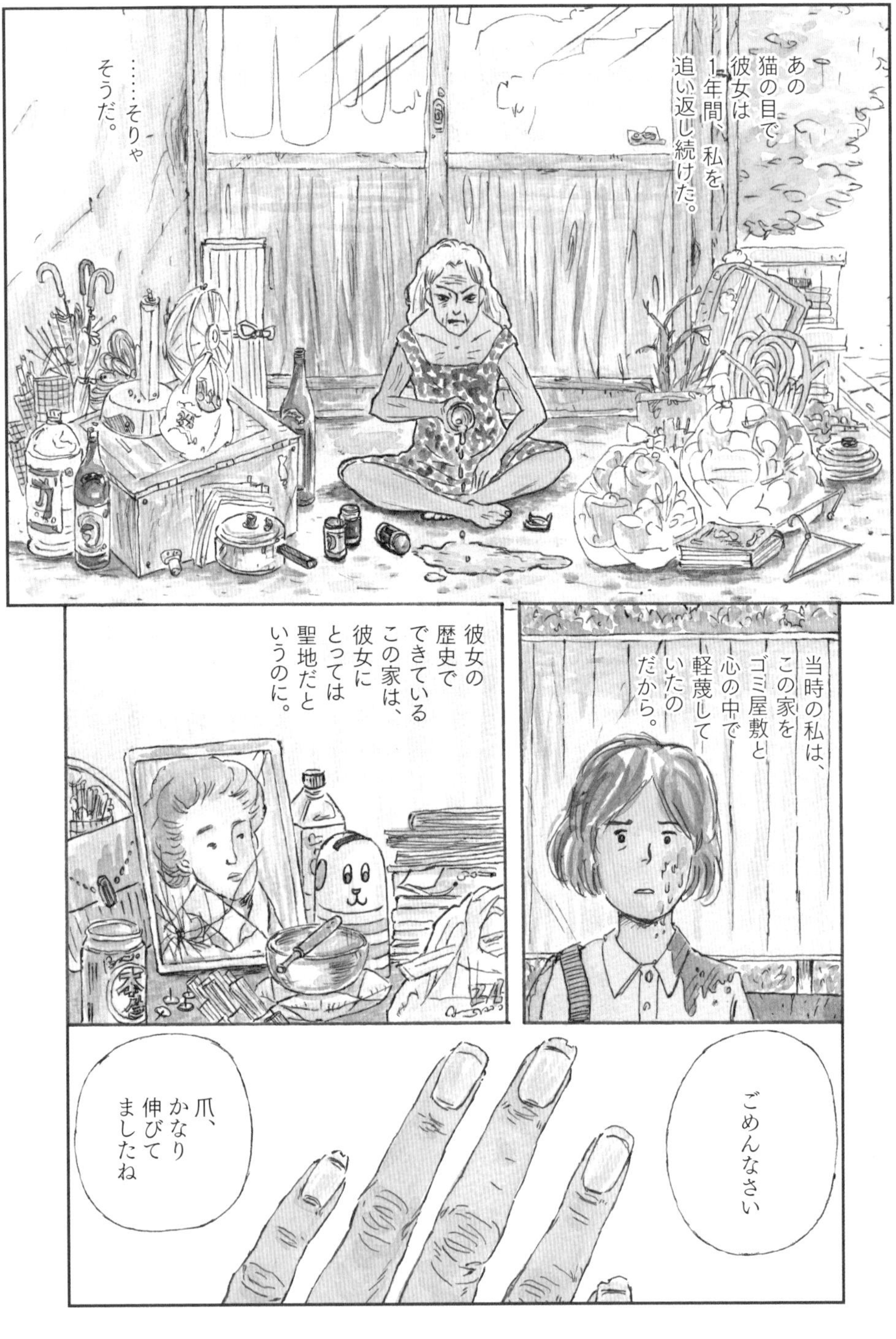

あの猫の目で彼女は1年間、私を追い返し続けた。
……そりゃそうだ。
当時の私は、この家をゴミ屋敷と心の中で軽蔑していたのだから。
彼女の歴史でできているこの家は、彼女にとっては聖地だというのに。
ごめんなさい
爪、かなり伸びてましたね

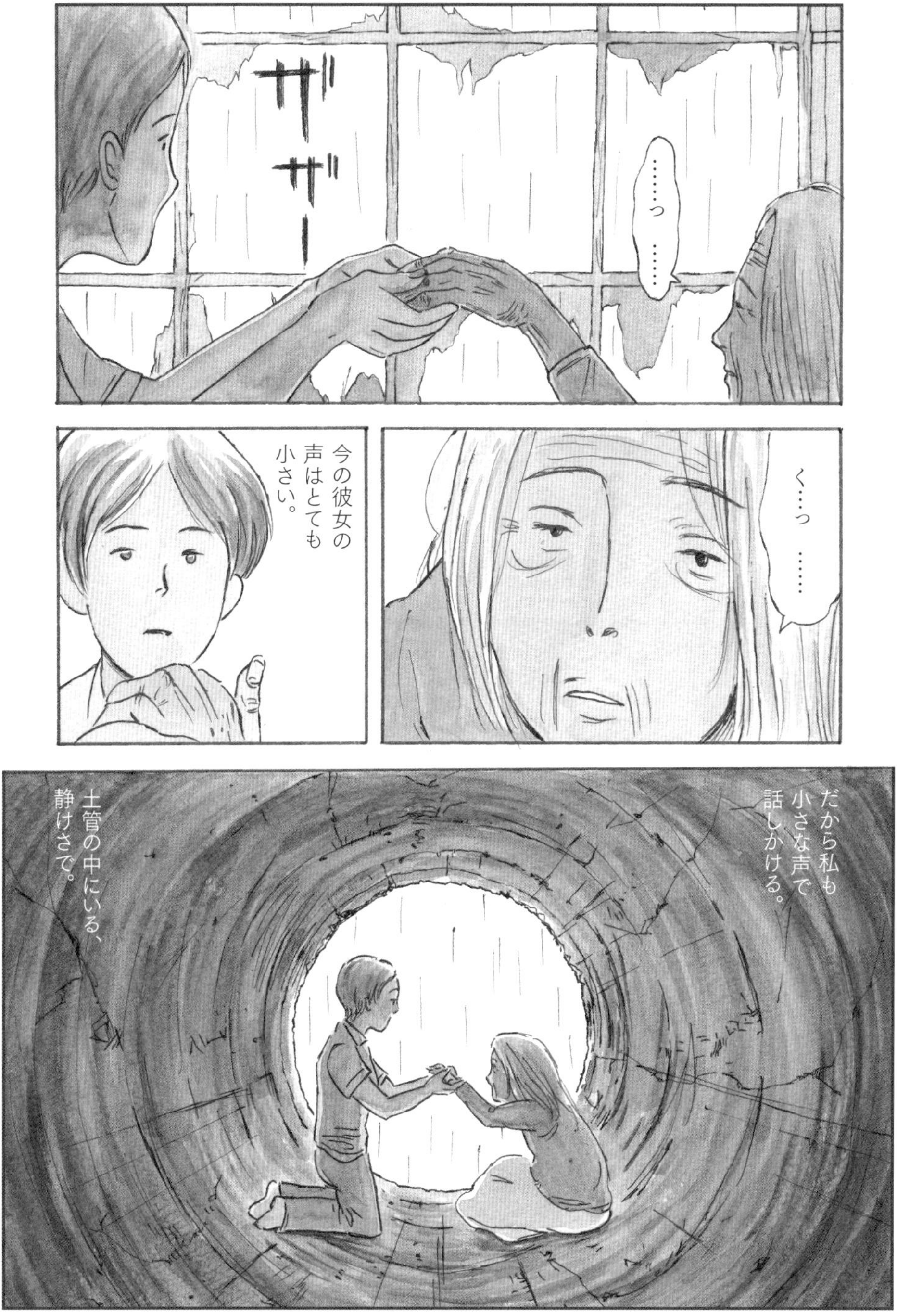
ザザー
……っ ……
く…っ ……
今の彼女の声はとても小さい。
だから私も小さな声で話しかける。
土管の中にいる、静けさで。

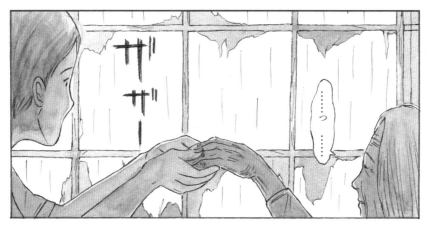

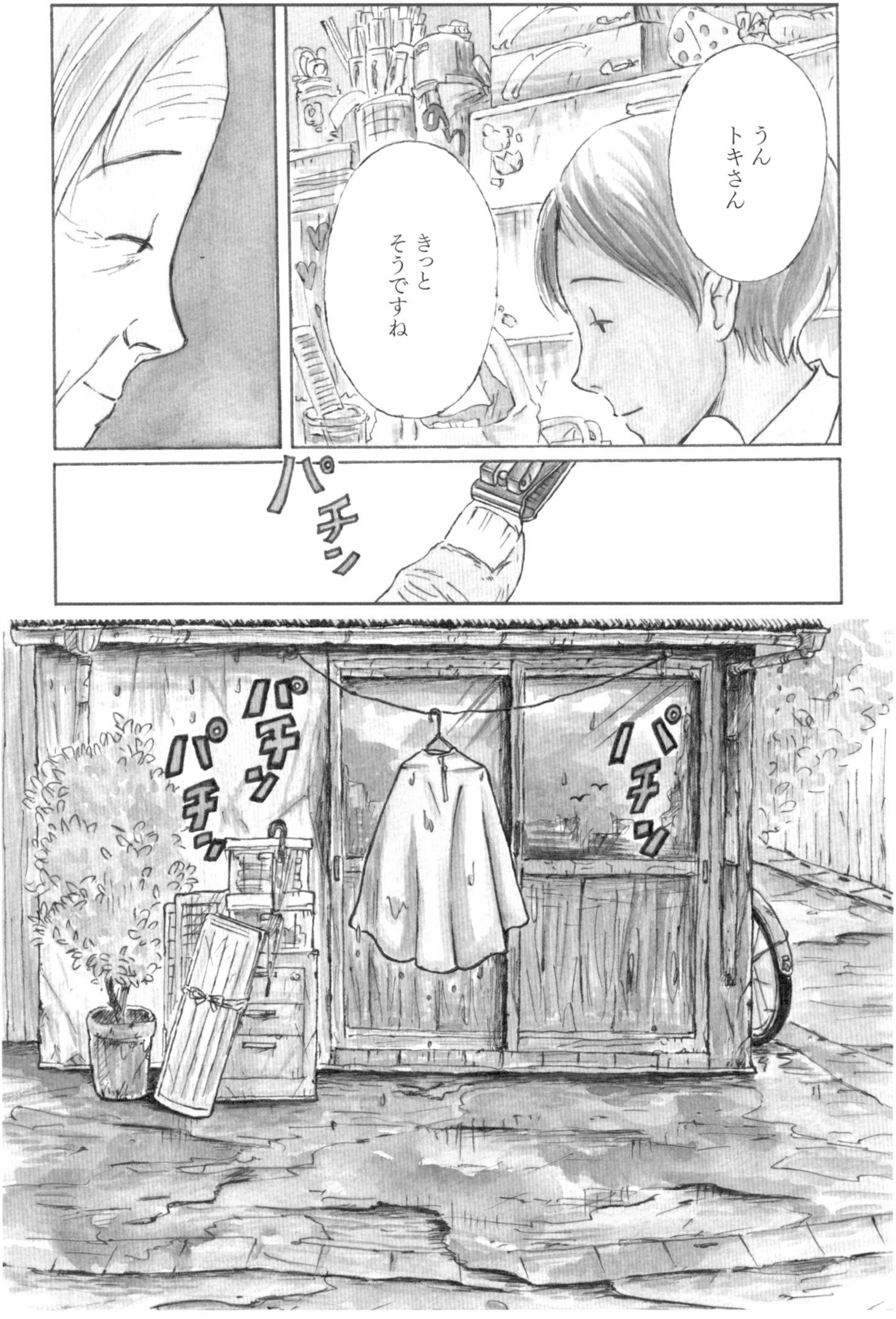
うん
トキさん
きっと
そうですね
パチン
パチン
パチン
パチン

はじめてお会いしたときから、
たくさんのことがあり、
ずいぶんと
時間がたちました。

今は、
あなたの声が、
とてもよく
聞こえています。

第2話―土管の家　完

第3話
さいごのおやすみなさい

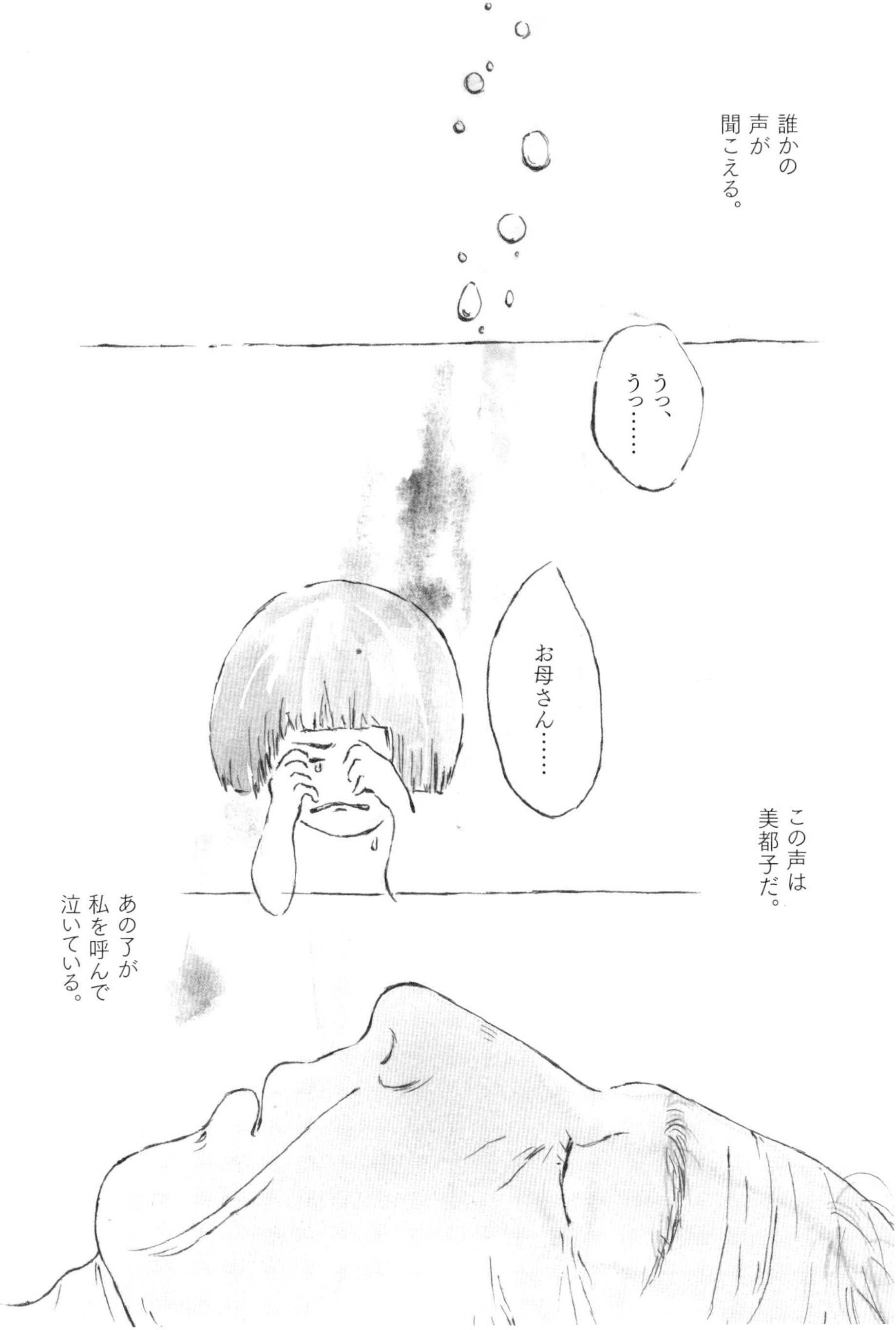
誰かの声が聞こえる。
うっ、うっ……
お母さん……
この声は美都子だ。
あの了が私を呼んで泣いている。

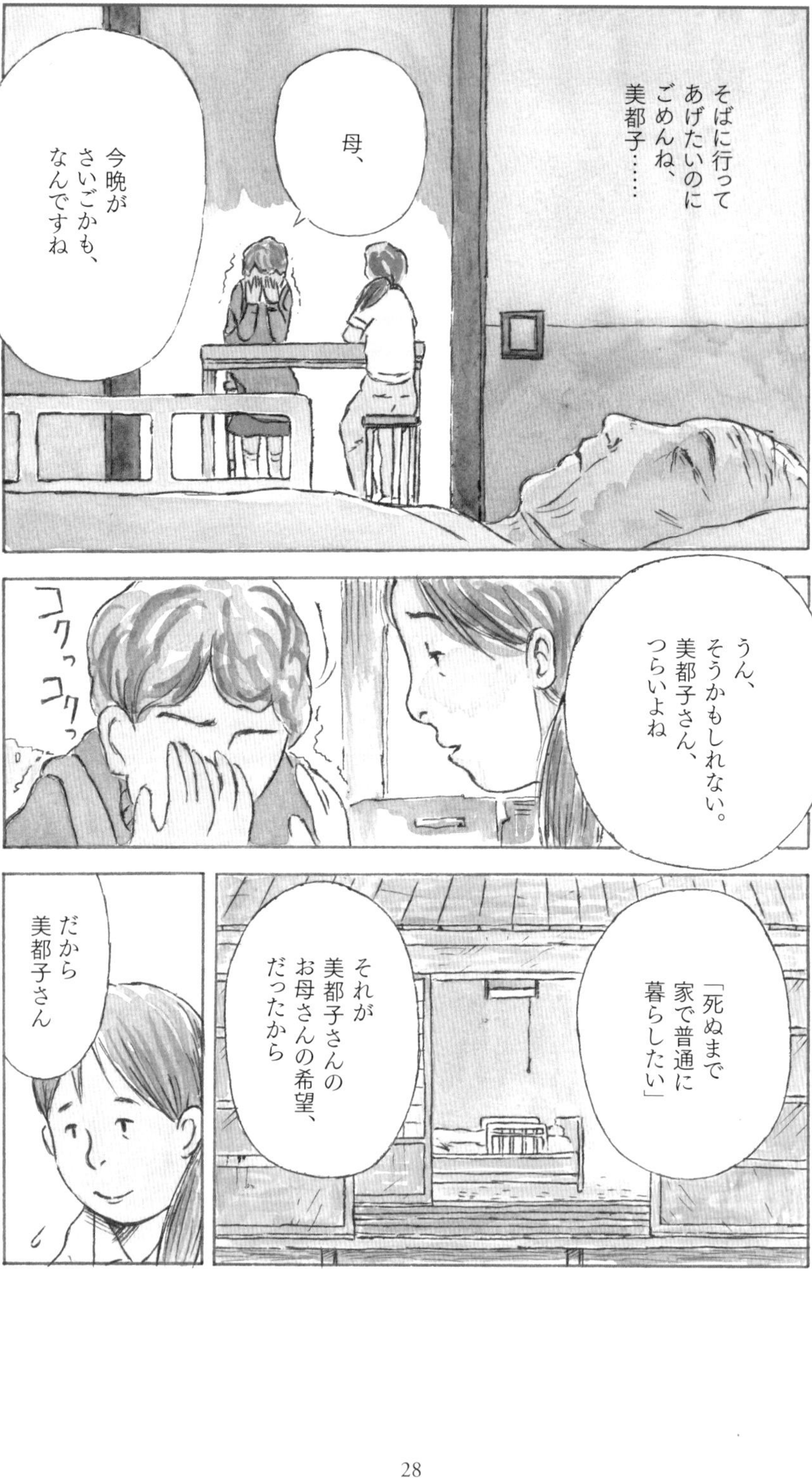
そばに行ってあげたいのにごめんね、美都子……
母、
今晩がさいごかも、なんですね
うん、そうかもしれない。美都子さん、つらいよね
コクっコクっ
「死ぬまで家で普通に暮らしたい」
それが美都子さんのお母さんの希望、だったから
だから美都子さん

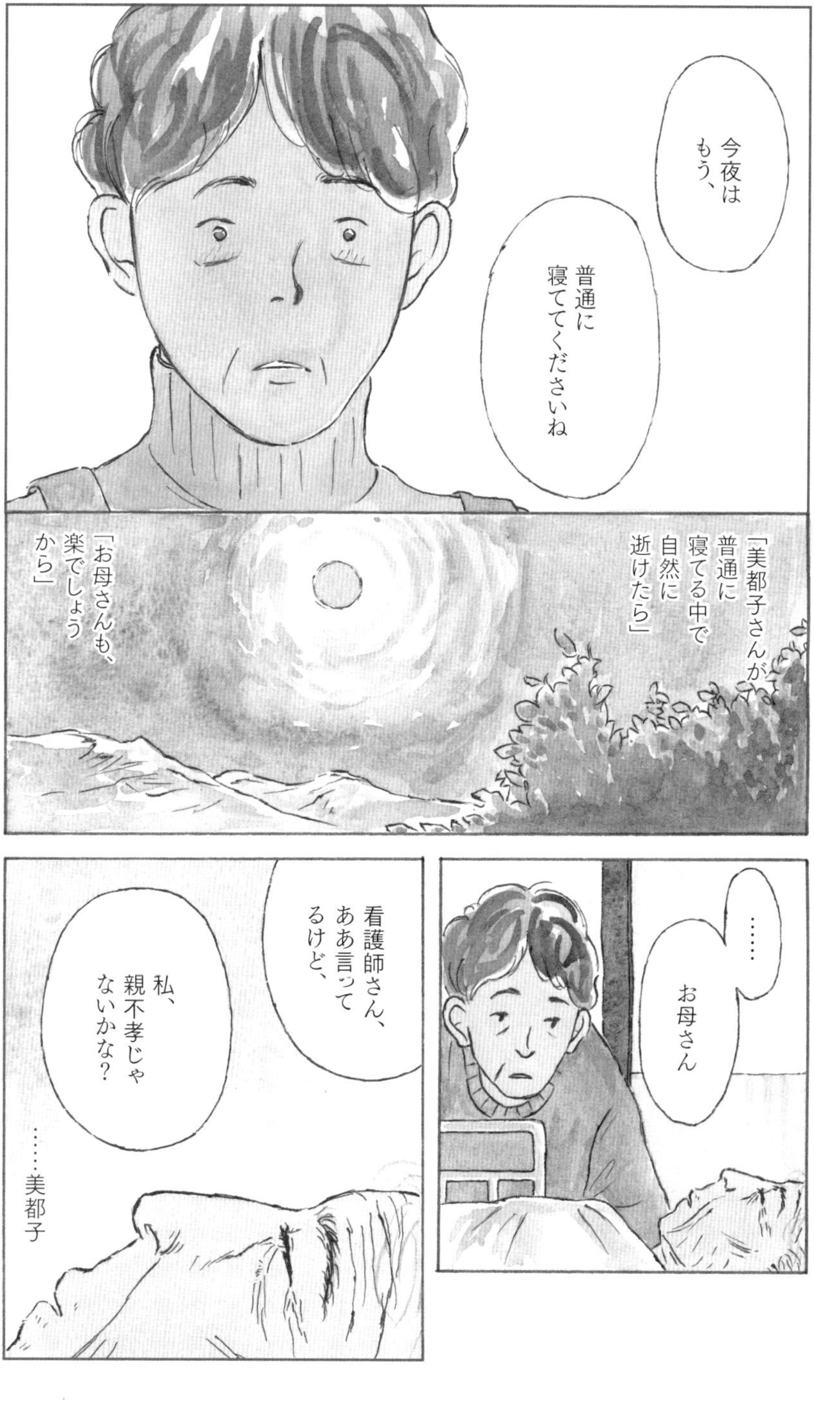
今夜はもう、
普通に寝ててくださいね
「美都子さんが普通に寝てる中で自然に逝けたら」
「お母さんも、楽でしょうから」
……
お母さん
看護師さん、ああ言ってるけど、
私、親不孝じゃないかな？
……美都子

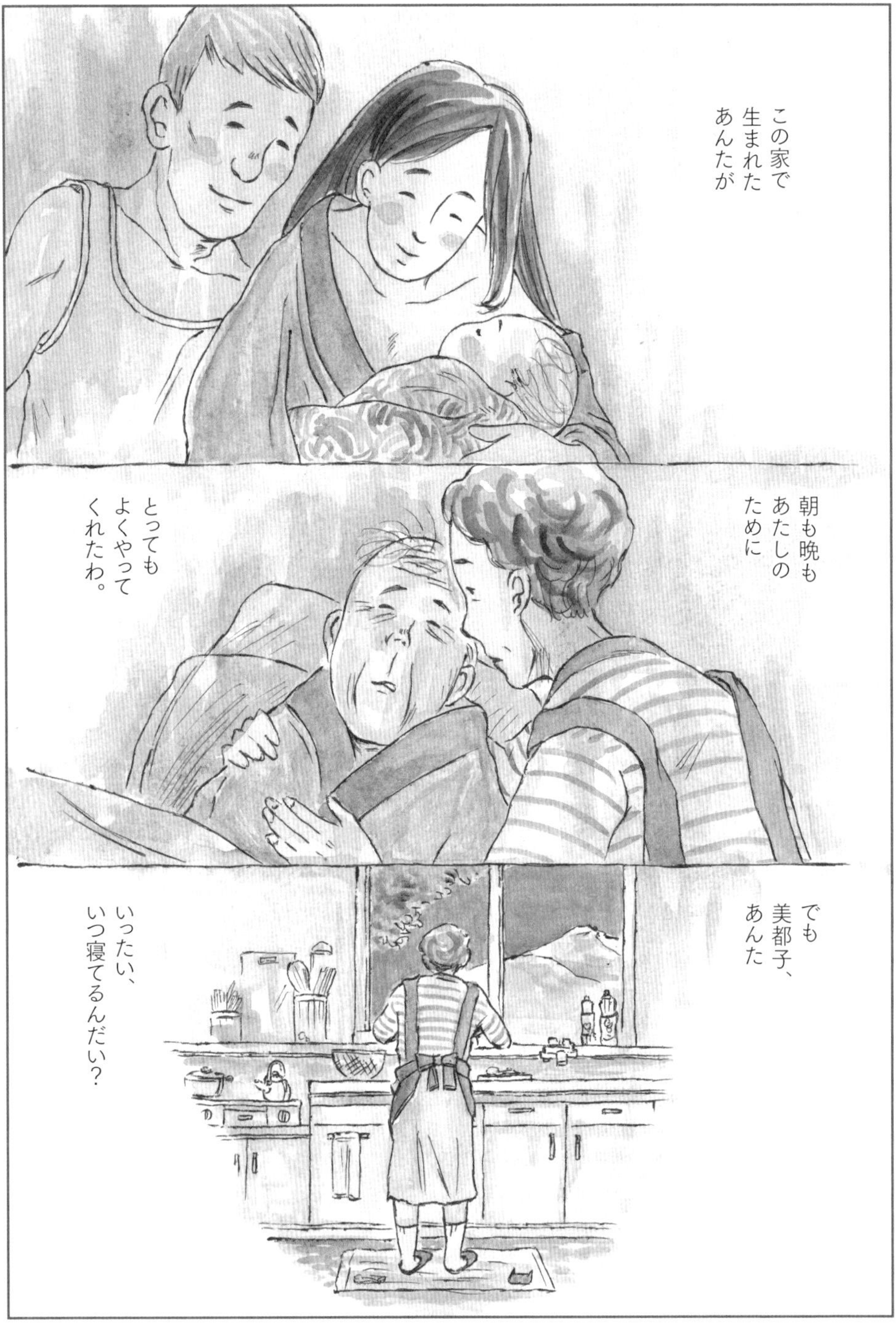

この家で
生まれた
あんたが
朝も晩も
あたしの
ために
とっても
よくやって
くれたわ。
でも
美都子、
あんた
いったい、
いつ寝てるんだい？

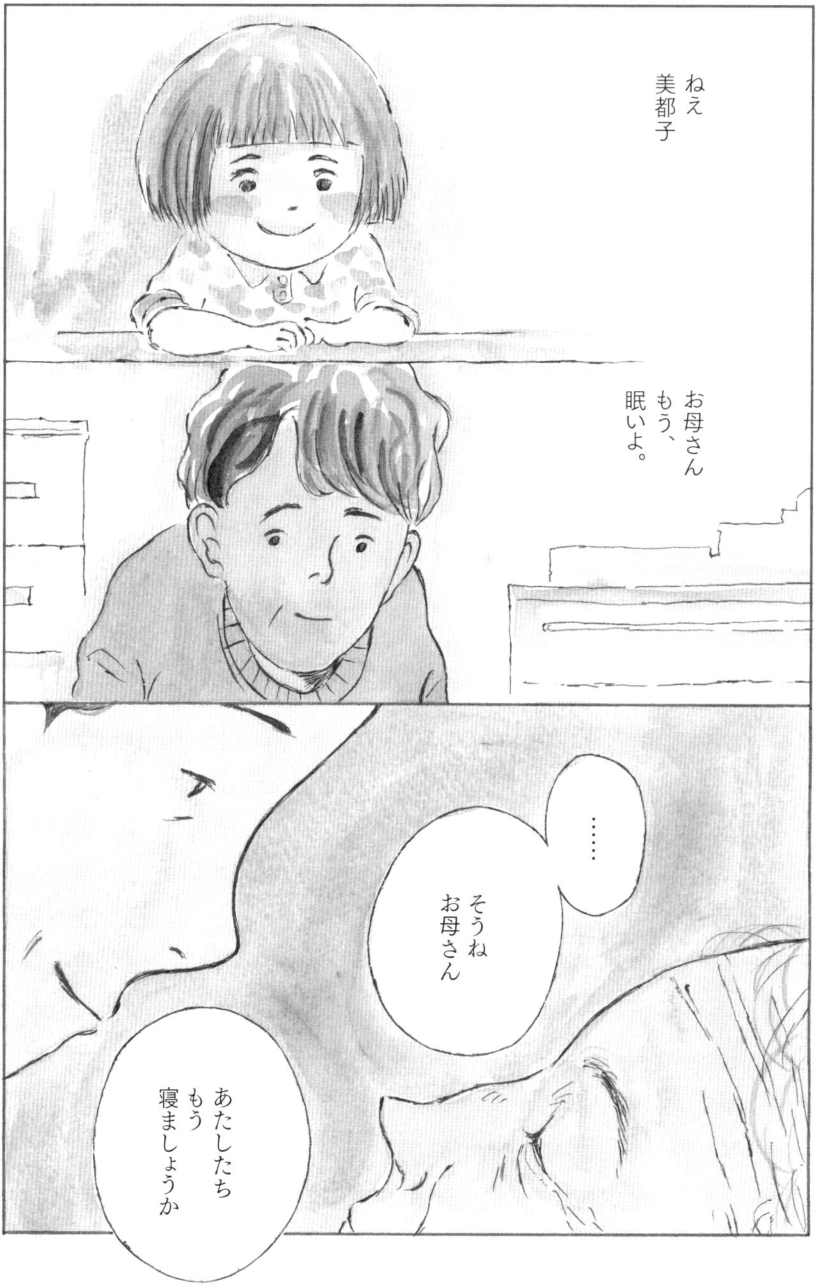
ねえ美都子
お母さんもう、眠いよ。
……
そうねお母さん
あたしたちもう寝ましょうか

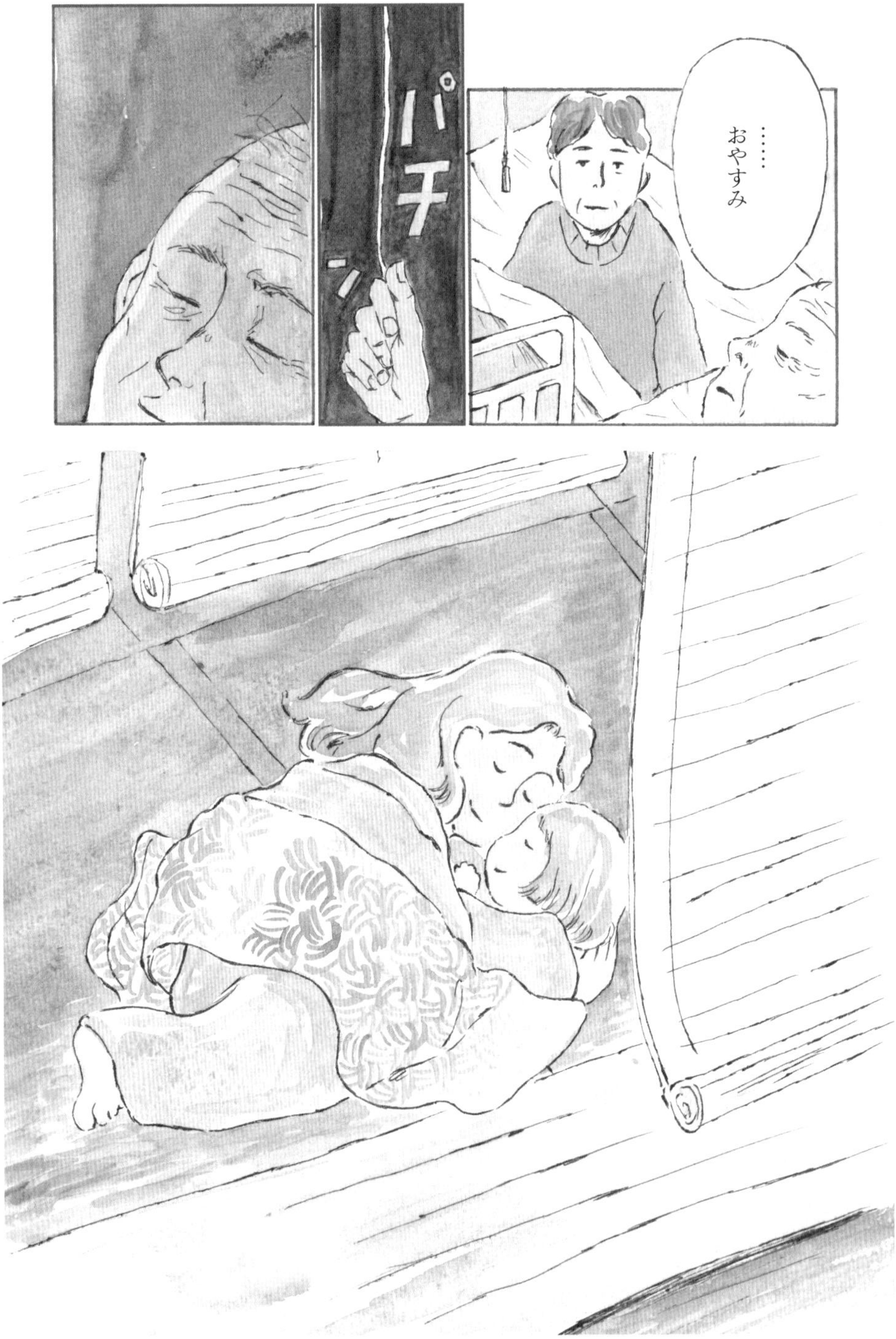
パチ
……おやすみ

おかあさん、あったかいね。
あたしも眠ってしまいそう……

第3話—さいごのおやすみなさい　完

第4話

息子の味

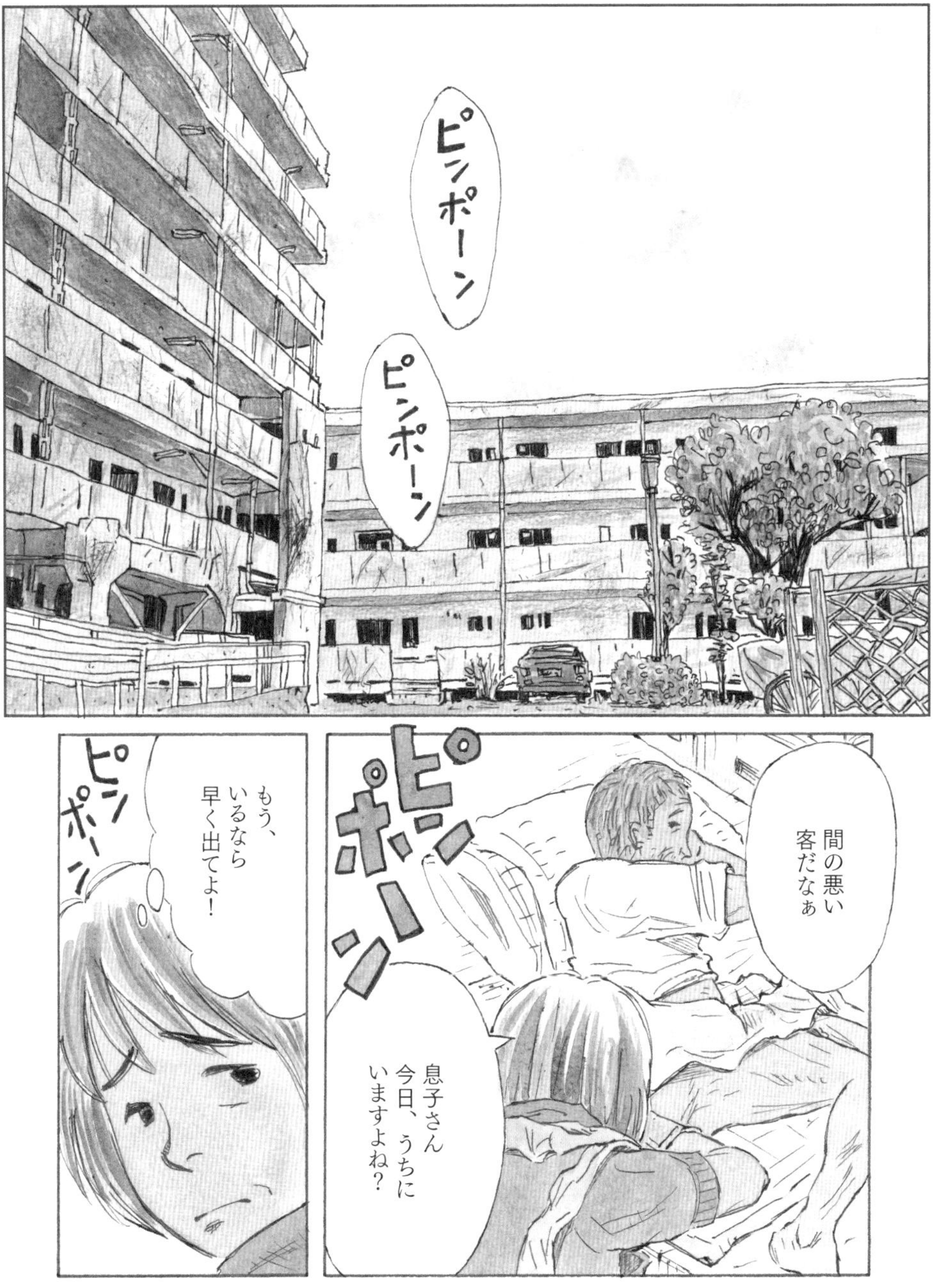
ピンポーン
ピンポーン
ピンポーン
間の悪い客だなぁ
息子さん今日、うちにいますよね？
ピンポーン
もう、いるなら早く出てよ！

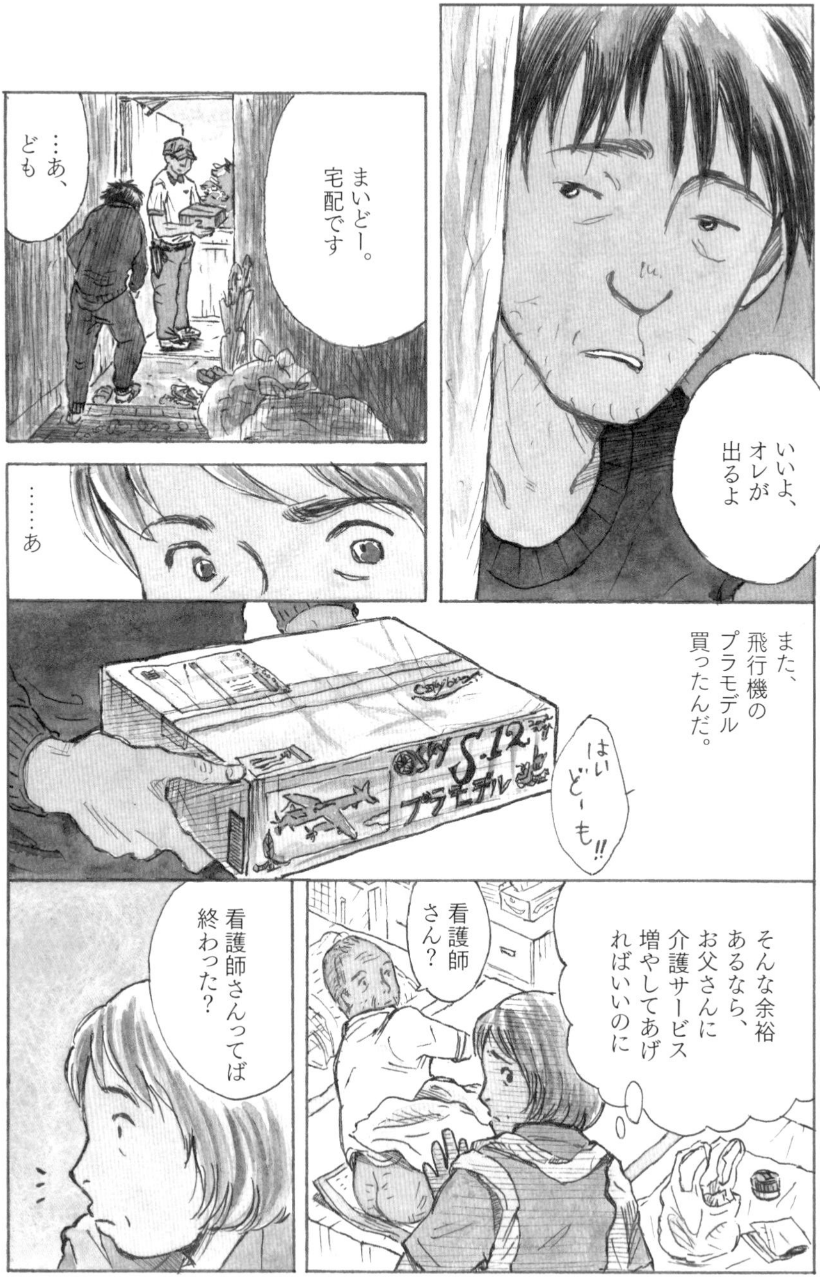
いいよ、オレが出るよ
まいどー。宅配です
…あ、ども
……あ
また、飛行機のプラモデル買ったんだ。
プラモデル
はいどーも!!
そんな余裕あるなら、お父さんに介護サービス増やしてあげればいいのに
看護師さん?
看護師さんってば終わった?

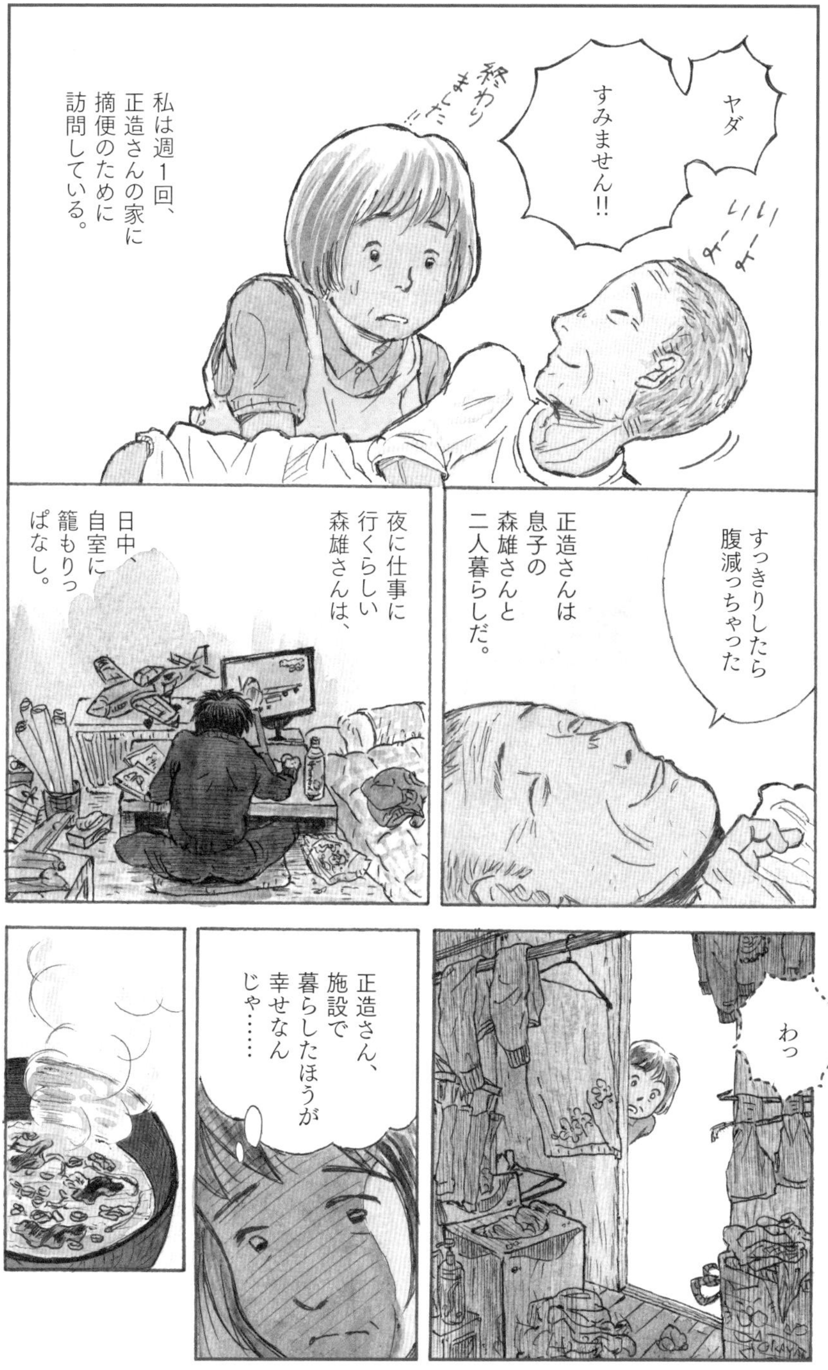
ヤダ すみません!!
いーよ いーよ
終わりました!!
私は週1回、正造さんの家に摘便のために訪問している。
すっきりしたら腹減っちゃった
正造さんは息子の森雄さんと二人暮らしだ。
夜に仕事に行くらしい森雄さんは、
日中、自室に籠もりっぱなし。
わっ
正造さん、施設で暮らしたほうが幸せなんじゃ……

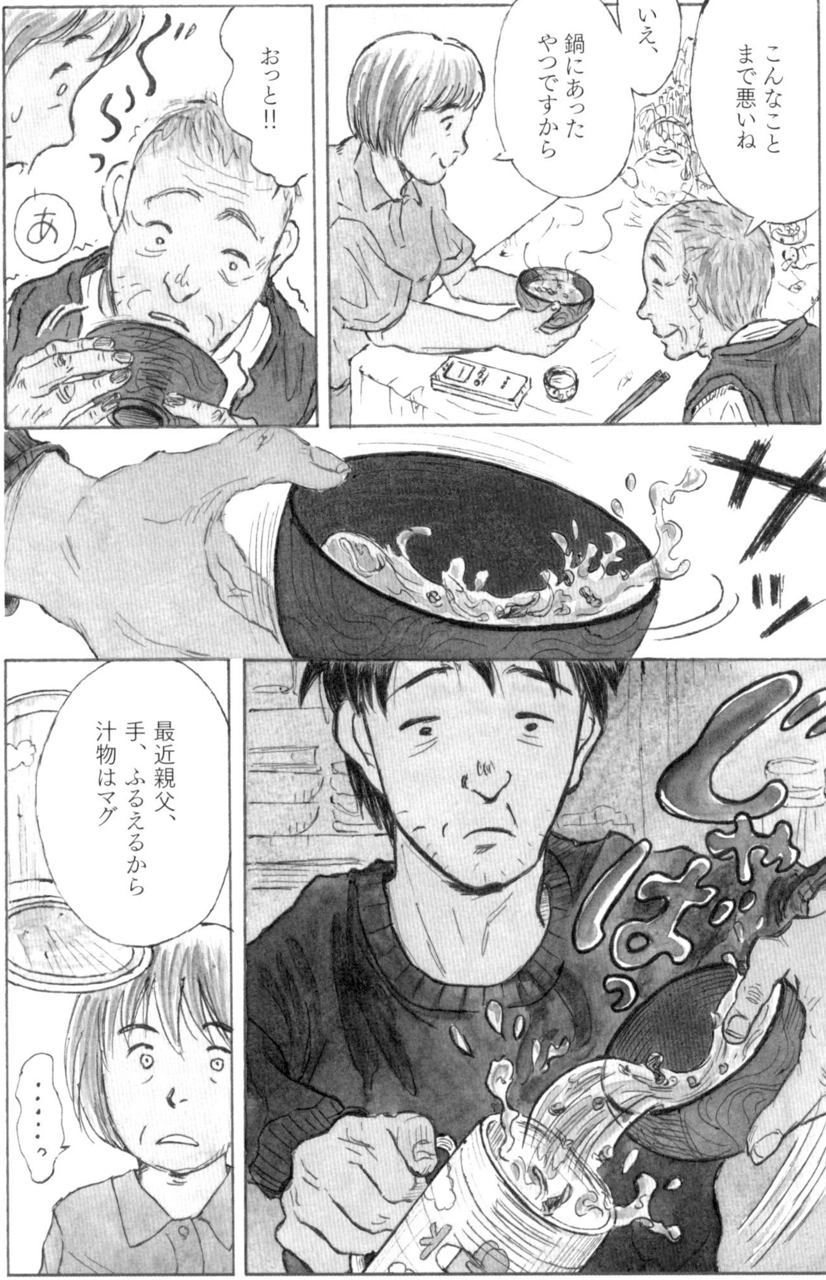
こんなこと
まで悪いね
いえ、
鍋にあった
やつですから
おっと!!
あ
最近親父、
手、ふるえるから
汁物はマグ
……っ

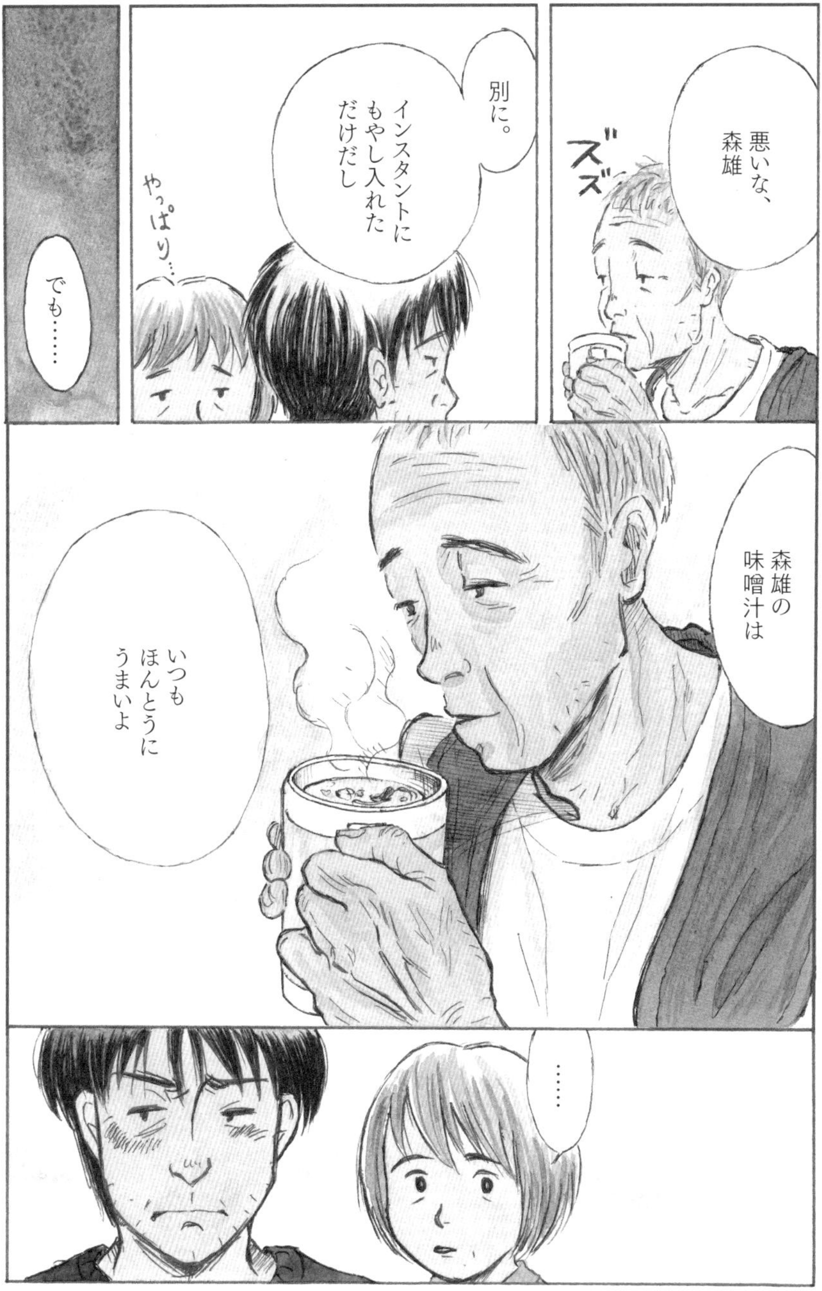
悪いな、森雄
ズズ
別に。
インスタントにもやし入れただけだし
やっぱり…
でも……
森雄の味噌汁は
いつもほんとうにうまいよ
……

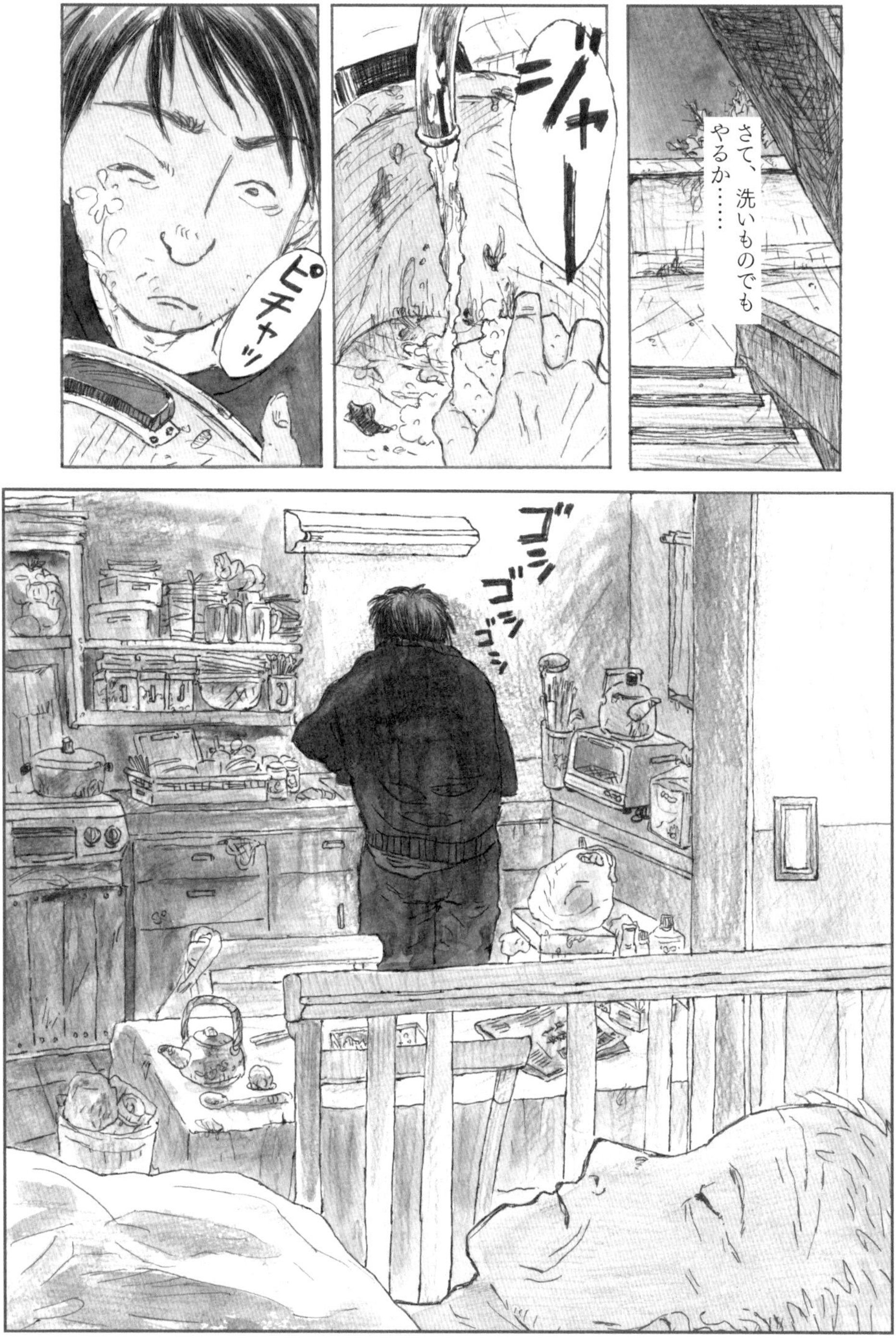
さて、洗いものでもやるか……
ジャー
ピチャッ
ゴシ
ゴシ
ゴシ

鍋に残った味噌汁で、
親子は
つながっていたのですね。

第4話―息子の味　完

第5話

もうひとつの家

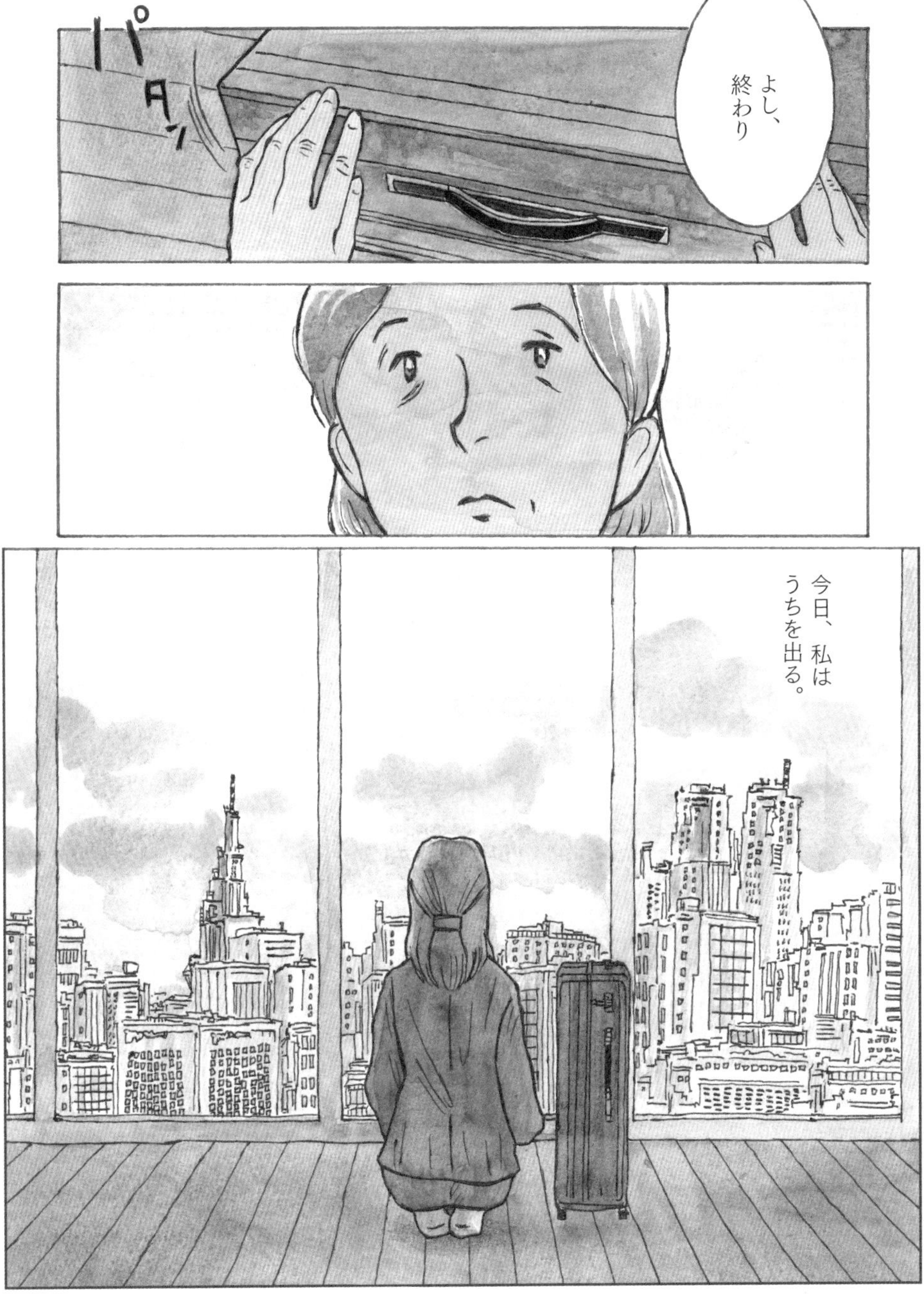
よし、
終わり
パタン
今日、私は
うちを出る。

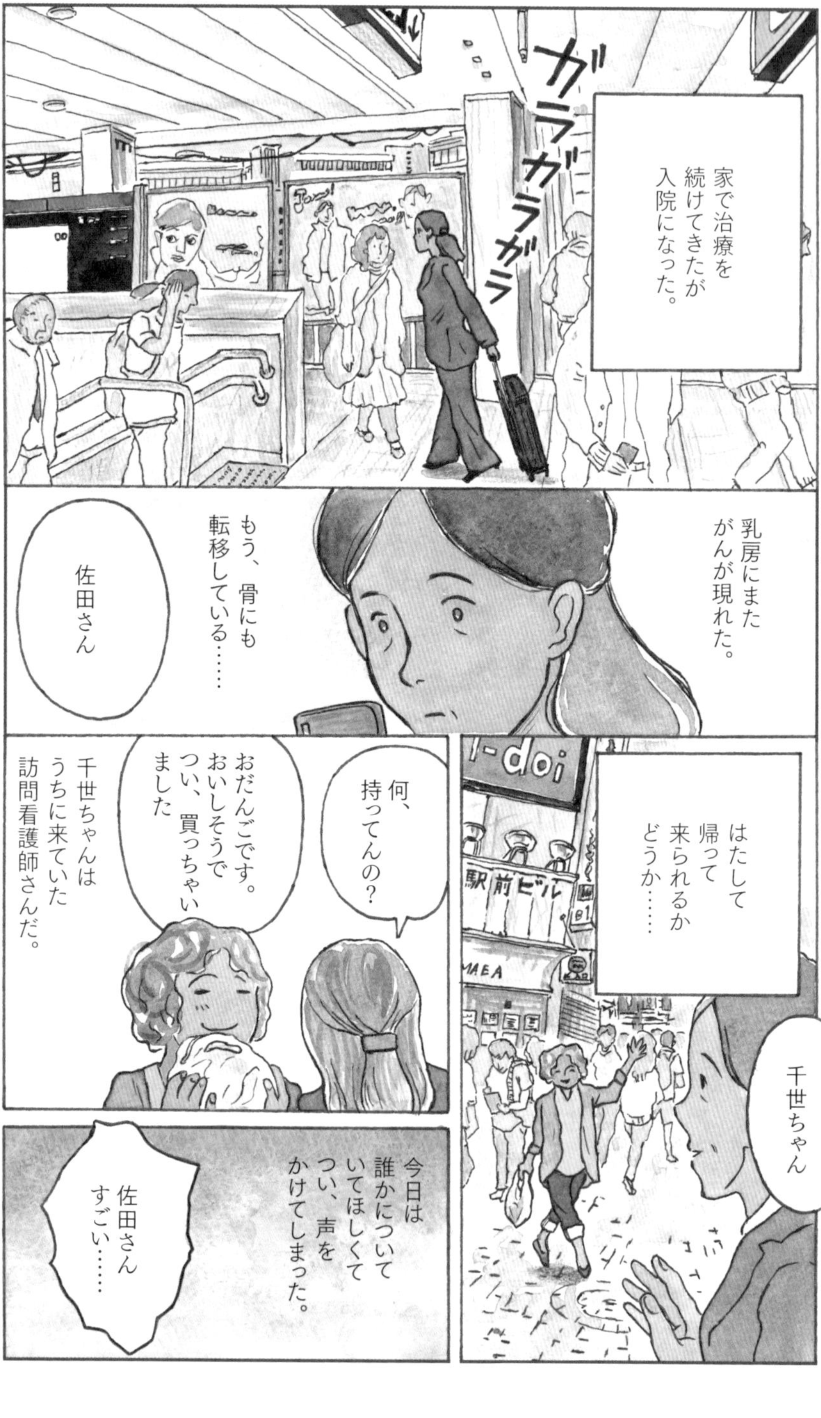
家で治療を続けてきたが入院になった。
ガラガラガラガラ
乳房にまたがんが現れた。
もう、骨にも転移している……
佐田さん
はたして帰って来られるかどうか……
駅前ビル
千世ちゃん
何、持ってんの?
おだんごです。おいしそうでつい、買っちゃいました
千世ちゃんはうちに来ていた訪問看護師さんだ。
今日は誰かについていてほしくてつい、声をかけてしまった。
佐田さんすごい……

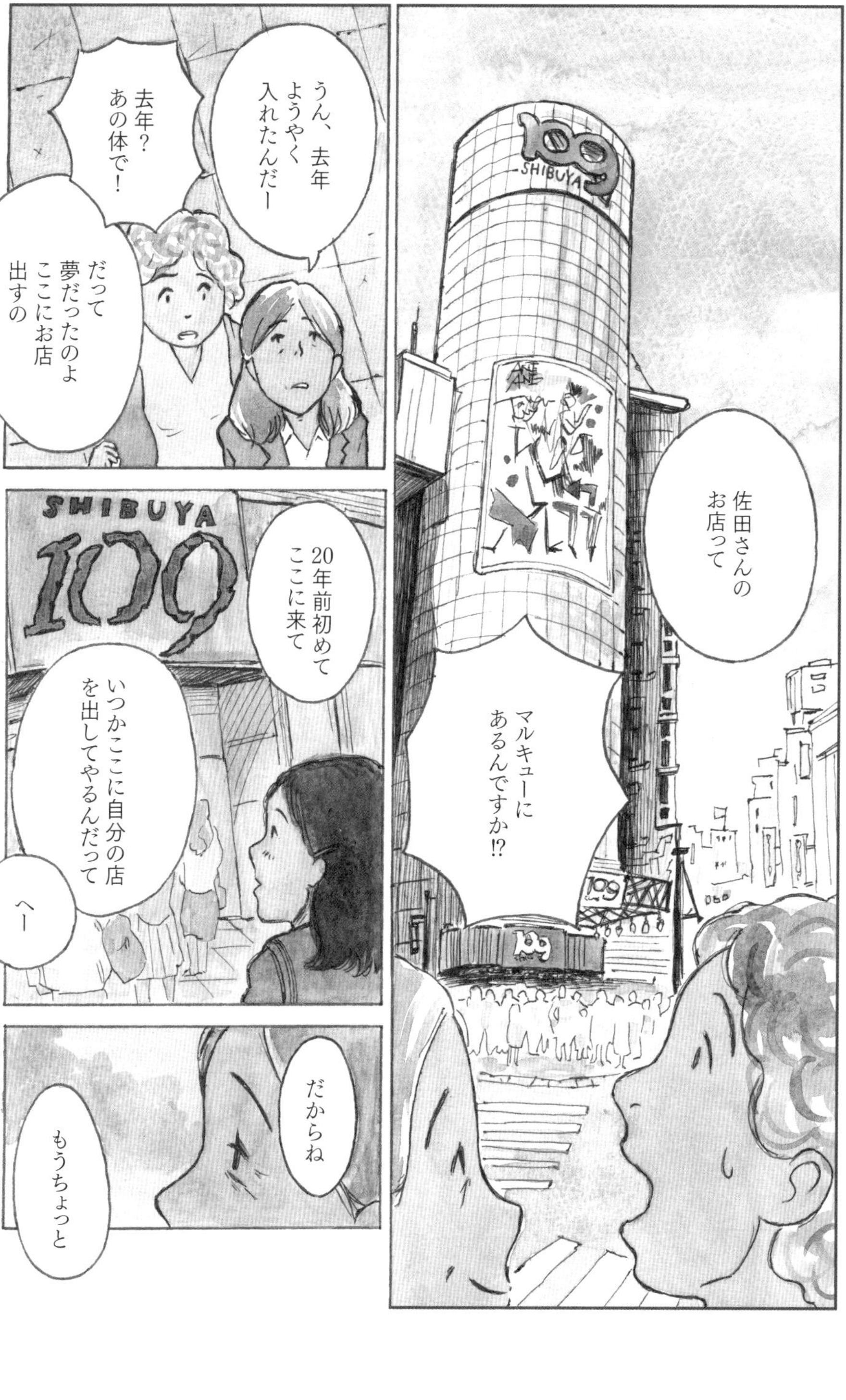
佐田さんのお店って
マルキューにあるんですか⁉
うん、去年ようやく入れたんだー
去年？あの体で！
だって夢だったのよここにお店出すの
SHIBUYA 109
20年前初めてここに来て
いつかここに自分の店を出してやるんだって
へー
だからね
もうちょっと

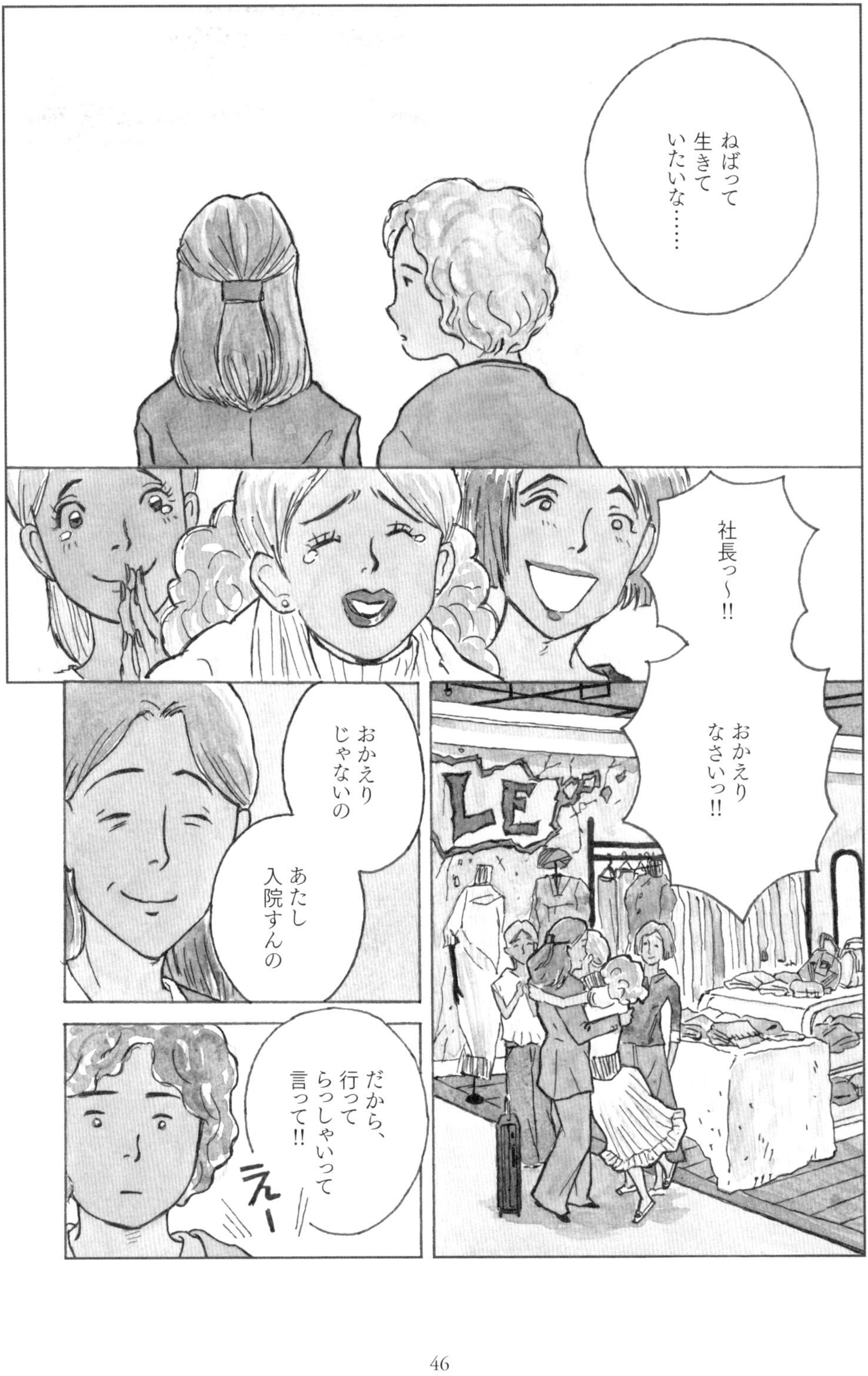
ねばって生きていたいな……
社長っ～!!
おかえりなさいっ!!
おかえりじゃないの
あたし入院すんの
だから、行ってらっしゃいって言って!!

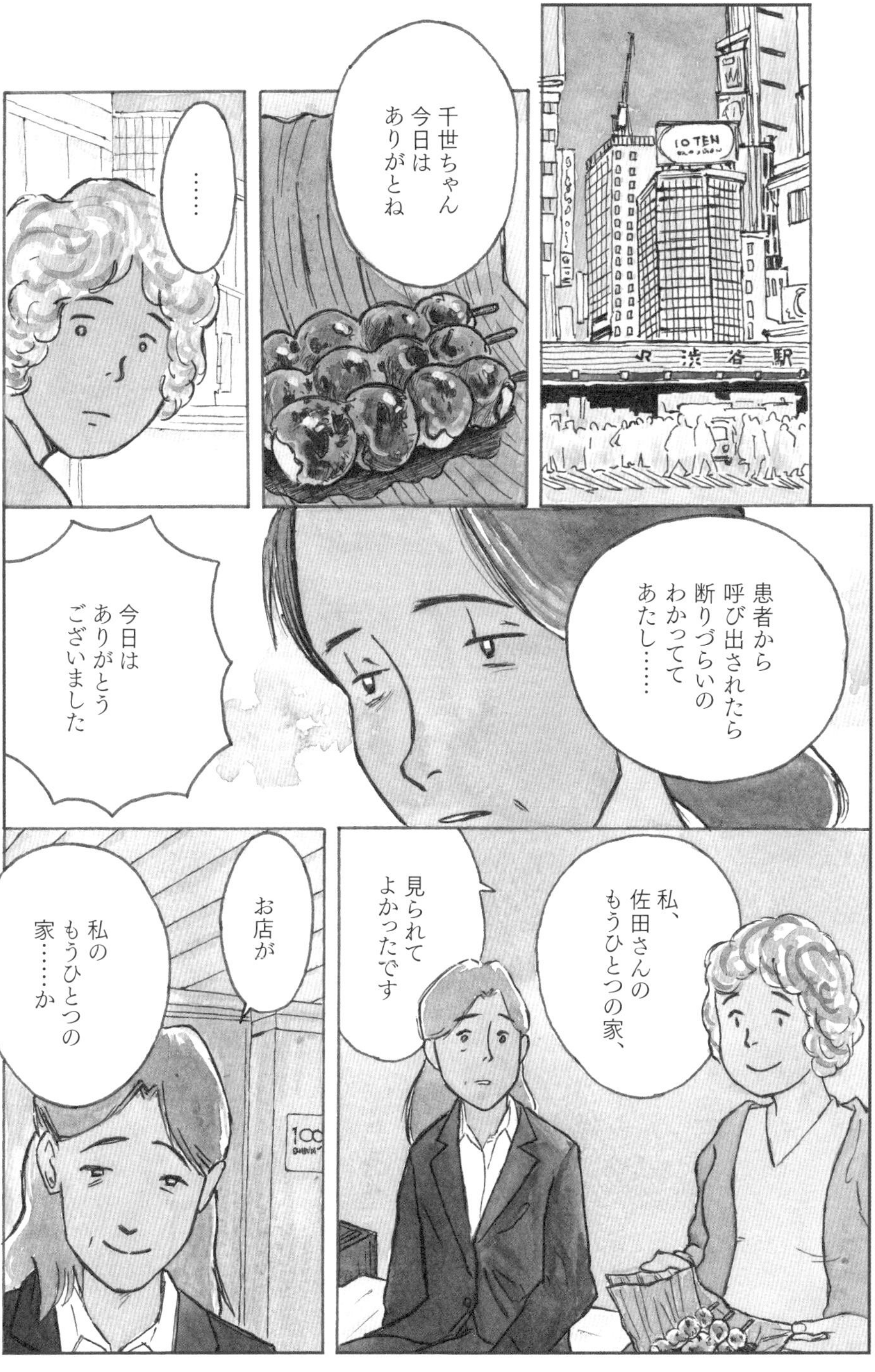
渋谷駅
千世ちゃん今日はありがとね
……
患者から呼び出されたら断りづらいのわかっててあたし……
今日はありがとうございました
私、佐田さんのもうひとつの家、
見られてよかったです
お店が
私のもうひとつの家……か

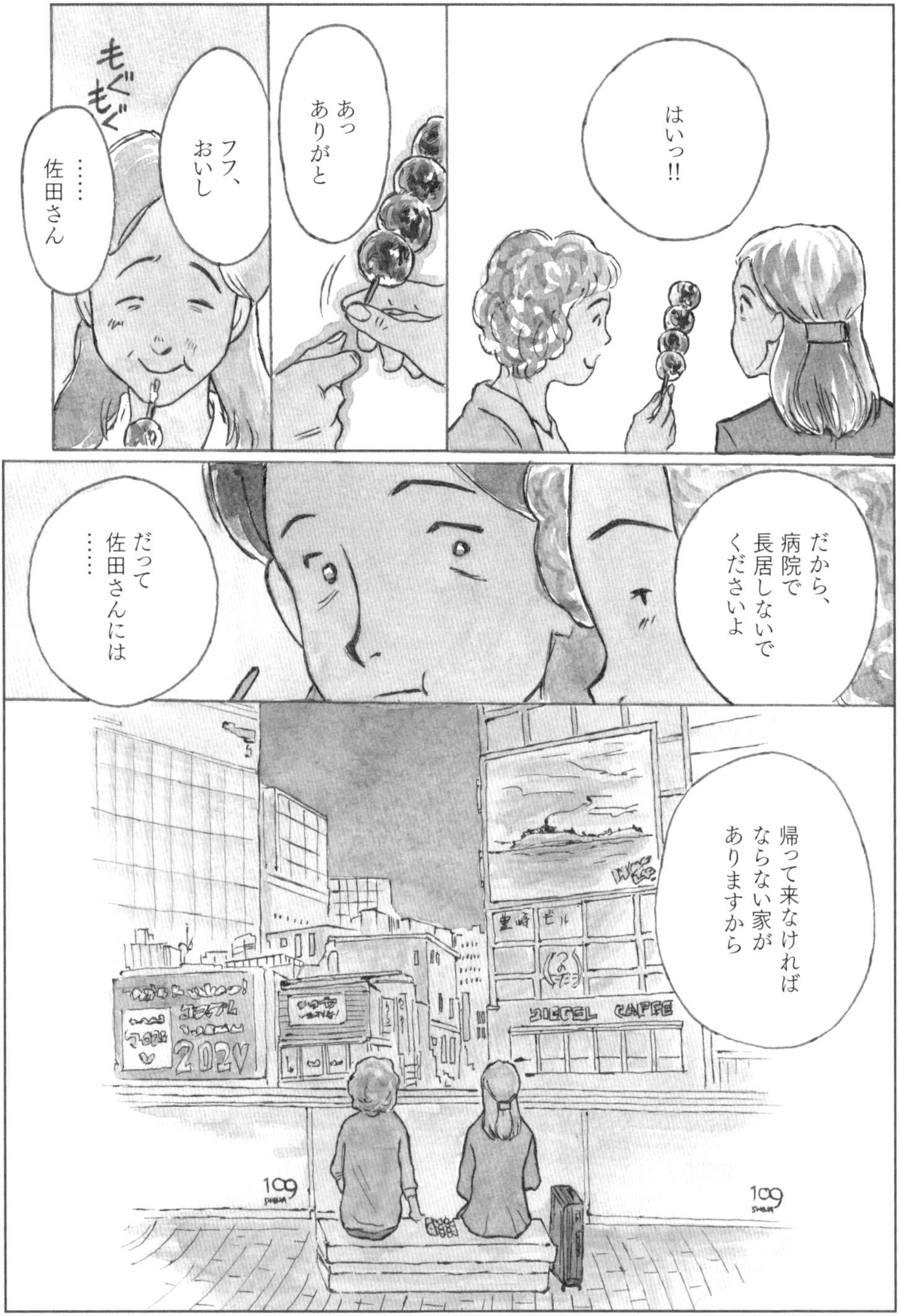
はいっ!!
あっ ありがと
フフ、おいし
……佐田さん
もぐもぐ
だから、病院で長居しないでくださいよ
だって佐田さんには……
帰って来なければならない家がありますから

お店、
もっと繁盛するように、
私たちがんばるから。

だから、社長、
早く帰ってきてくださいね🥰

第5話｜もうひとつの家　完

第6話

私の重み

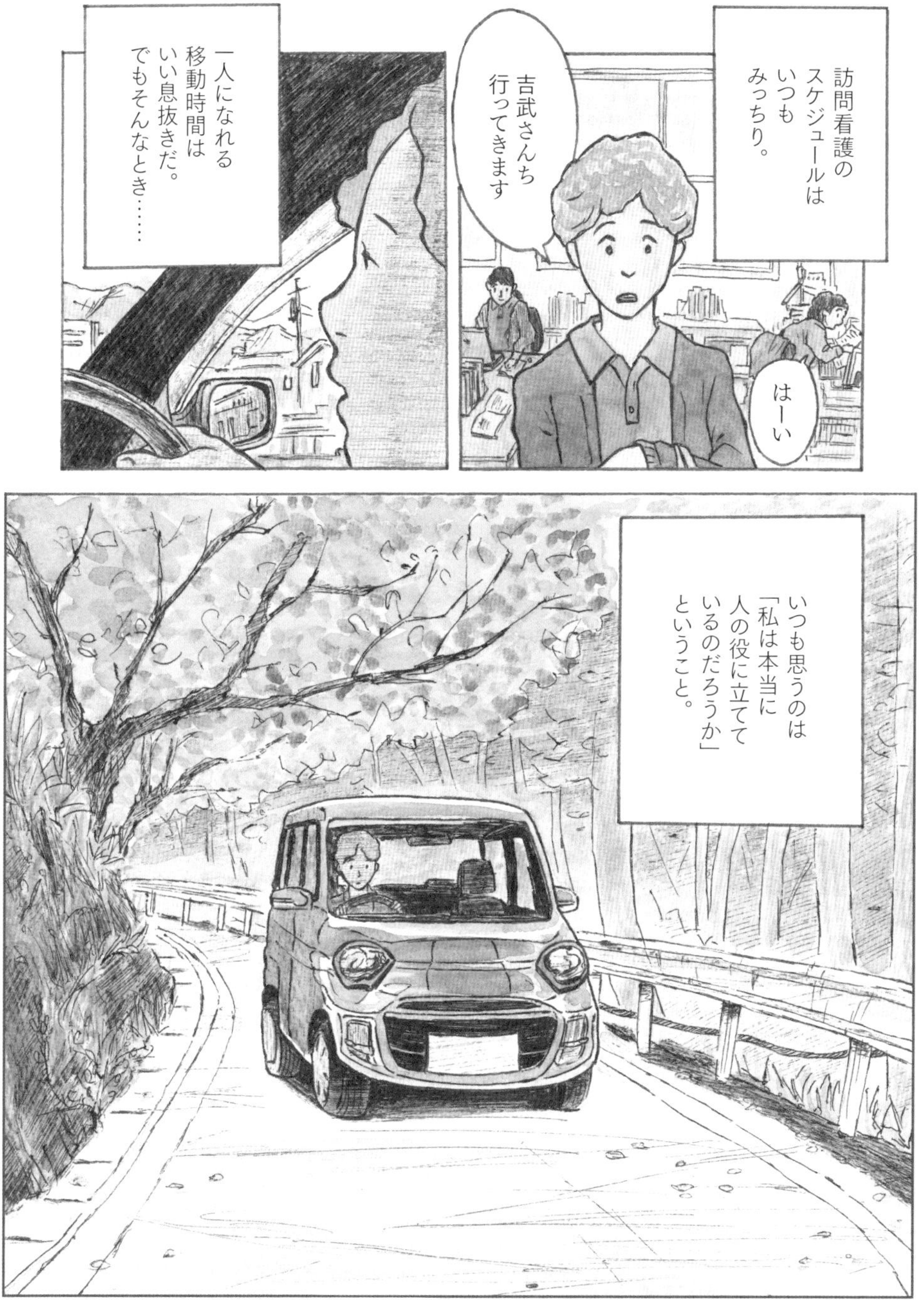
訪問看護のスケジュールはいつもみっちり。
吉武さんち行ってきます
はーい
一人になれる移動時間はいい息抜きだ。でもそんなとき……
いつも思うのは「私は本当に人の役に立てているのだろうか」ということ。

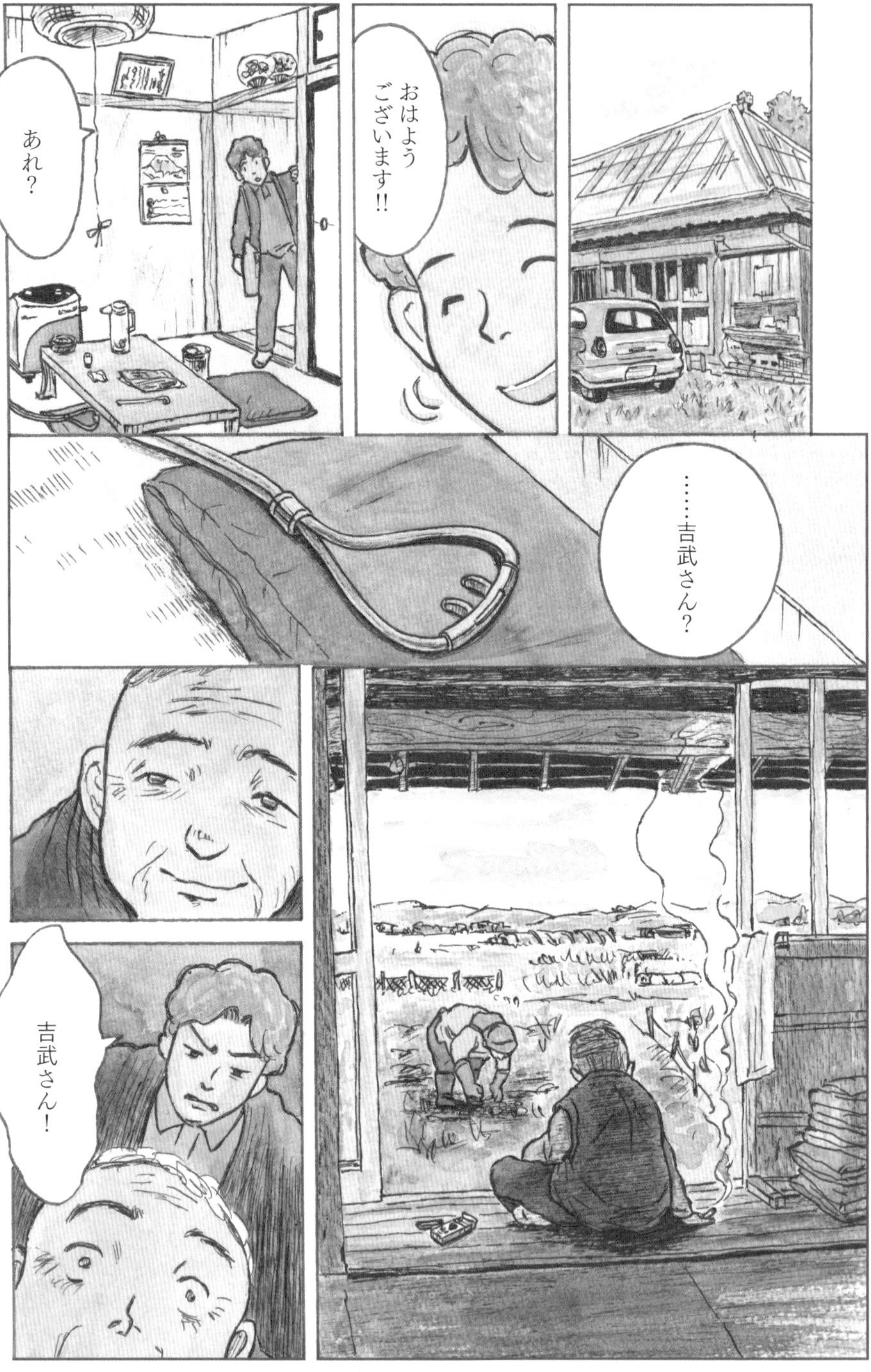
おはようございます!!
あれ？
……吉武さん？
吉武さん！

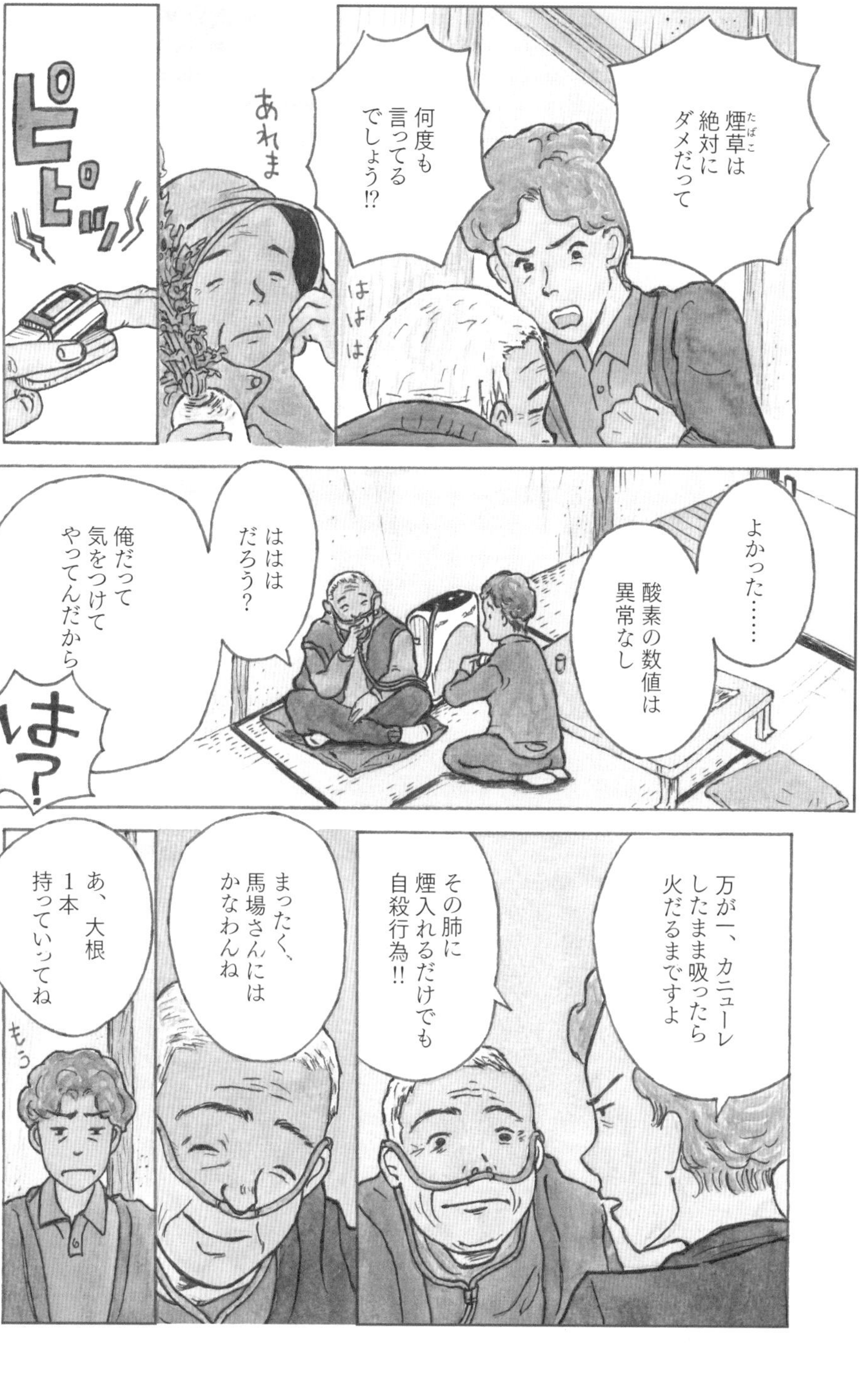

煙草《たばこ》は絶対にダメだって
何度も言ってるでしょう!?
ははは
あれま
ピピッ
よかった……酸素の数値は異常なし
ははは　だろう?
俺だって気をつけてやってんだから
はっ?
万が一、カニューレしたまま吸ったら火だるまですよ
その肺に煙入れるだけでも自殺行為!!
まったく、馬場さんにはかなわんね
あ、大根1本持っていってね
もう

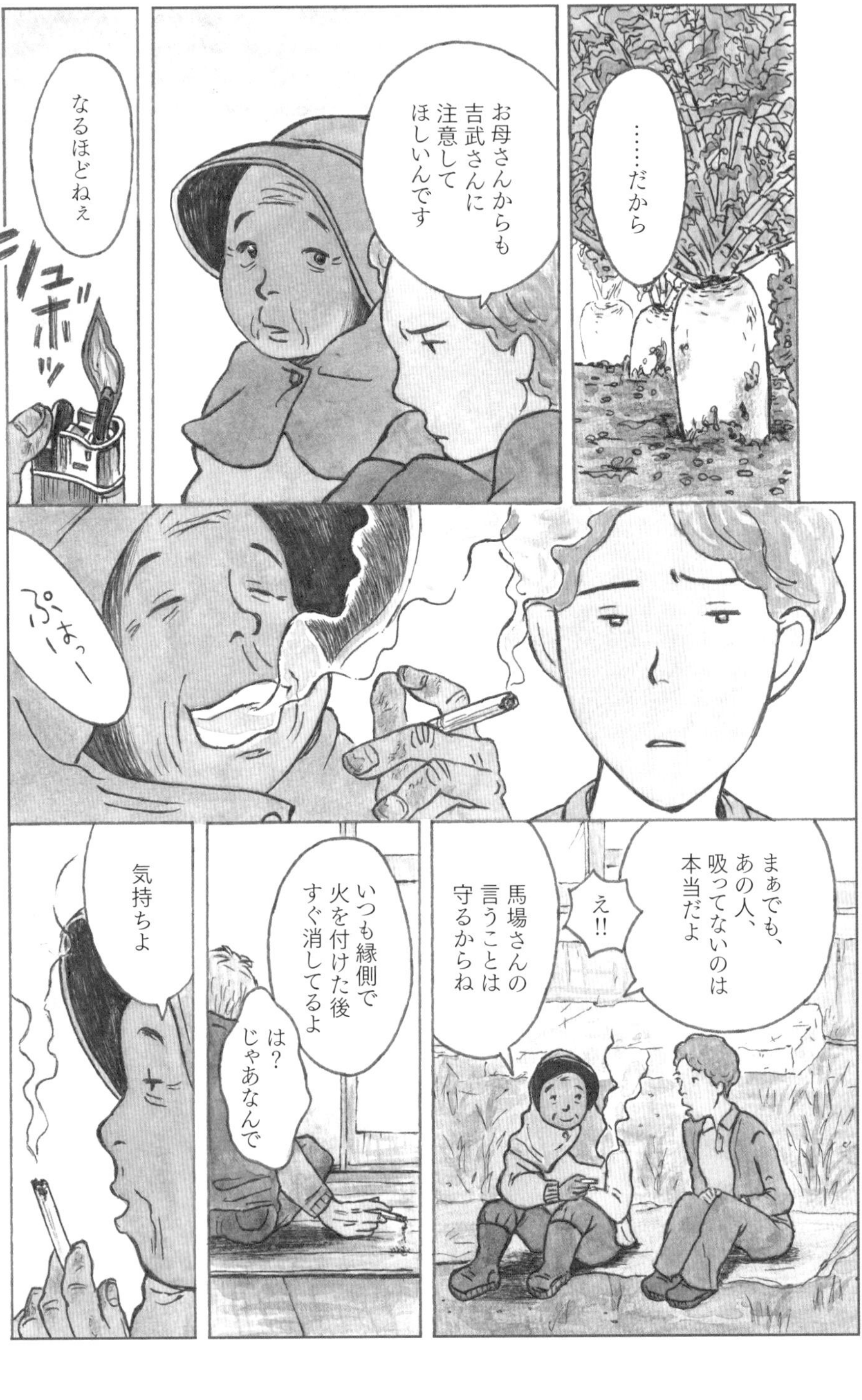
……だから
お母さんからも吉武さんに注意してほしいんです
なるほどねぇ
シュボッ
ぷはっー
まぁでも、あの人、吸ってないのは本当だよ
え!!
馬場さんの言うことは守るからね
いつも縁側で火を付けた後すぐ消してるよ
は？じゃあなんで
気持ちよ

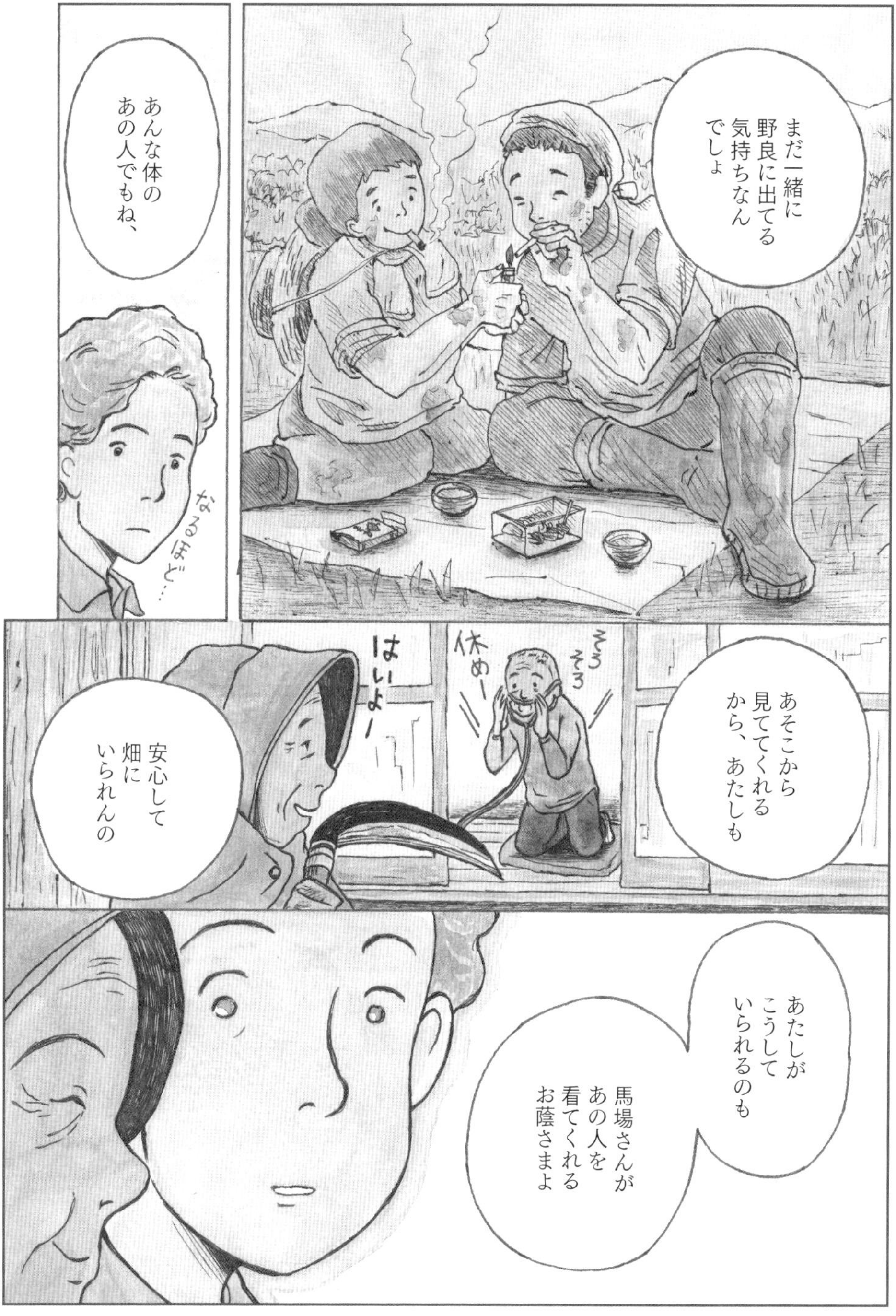

まだ一緒に野良に出てる気持ちなんでしょ
あんな体のあの人でもね、
なるほど…
あそこから見ててくれるから、あたしも
そろそろ休めー
はいよー
安心して畑にいられんの
あたしがこうしていられるのも
馬場さんがあの人を看てくれるお蔭さまよ

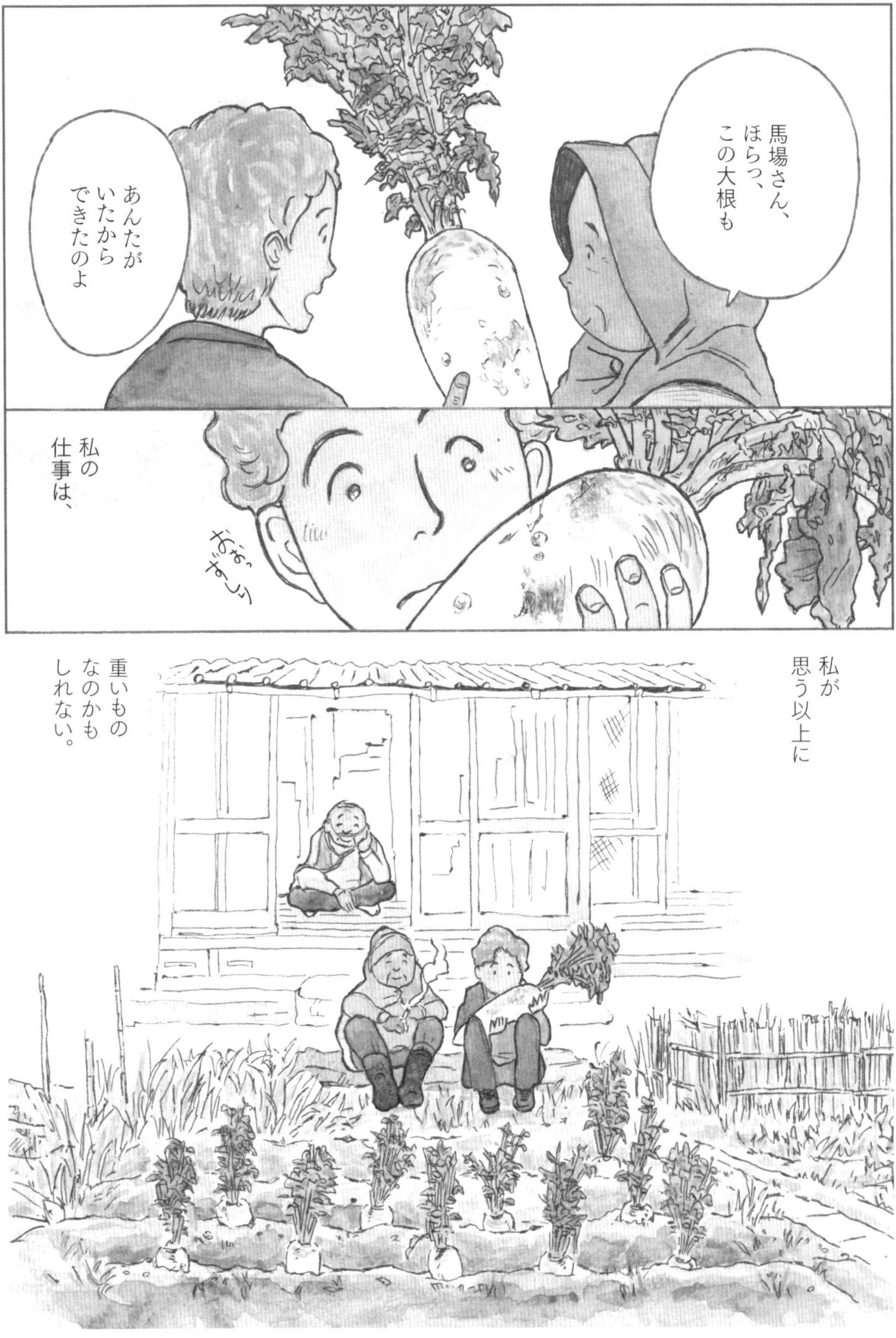
馬場さん、ほらっ、この大根も
あんたがいたからできたのよ
私の仕事は、
おおっ ずしっ
私が思う以上に
重いものなのかもしれない。

それも、あなたのお蔭さまよ。

そうなのか、

私のお蔭なのか……

第6話―私の重み　完

第7話

目と目から

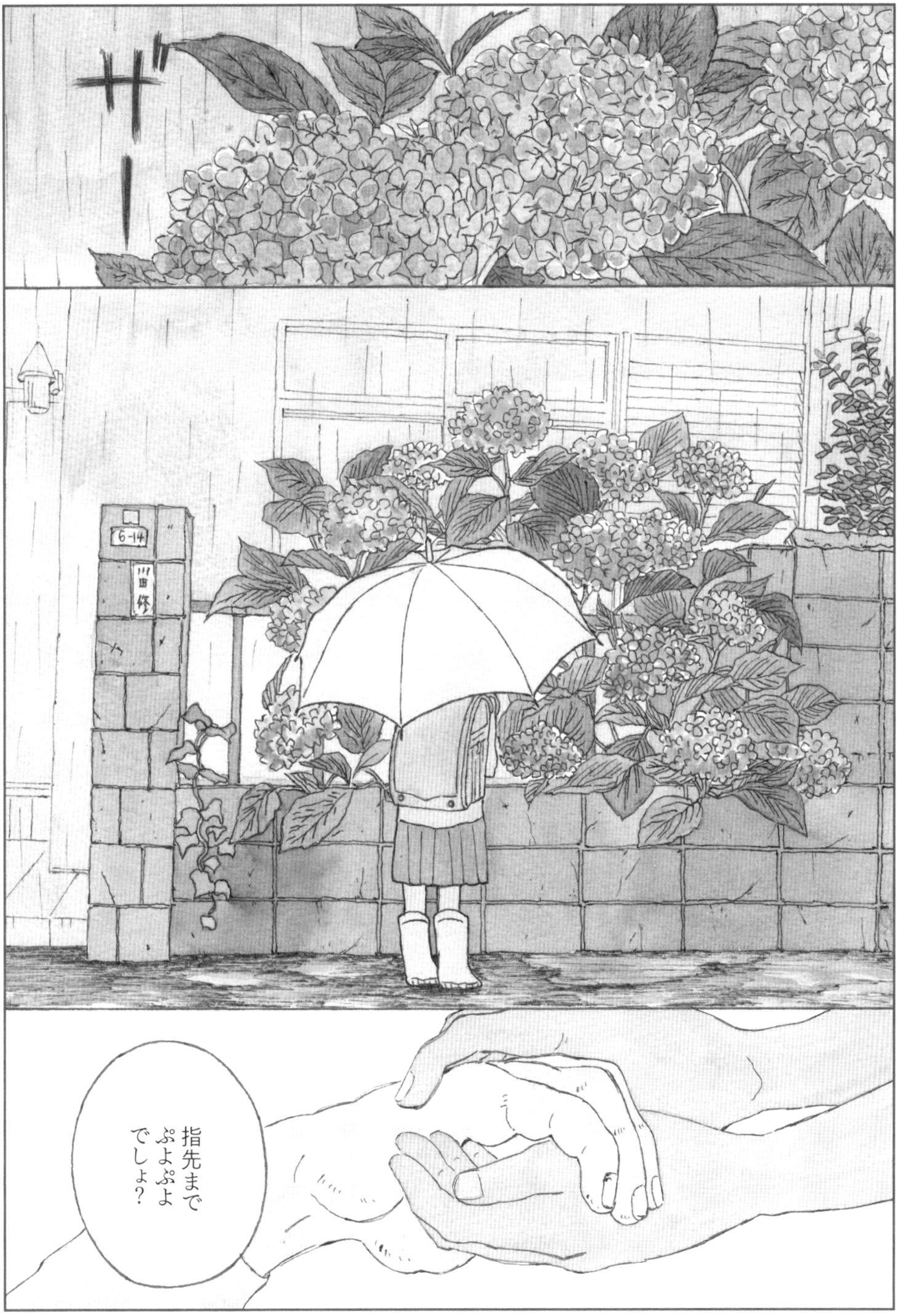
ザー
6-14
川田修
指先まで
ぷよぷよ
でしょ?

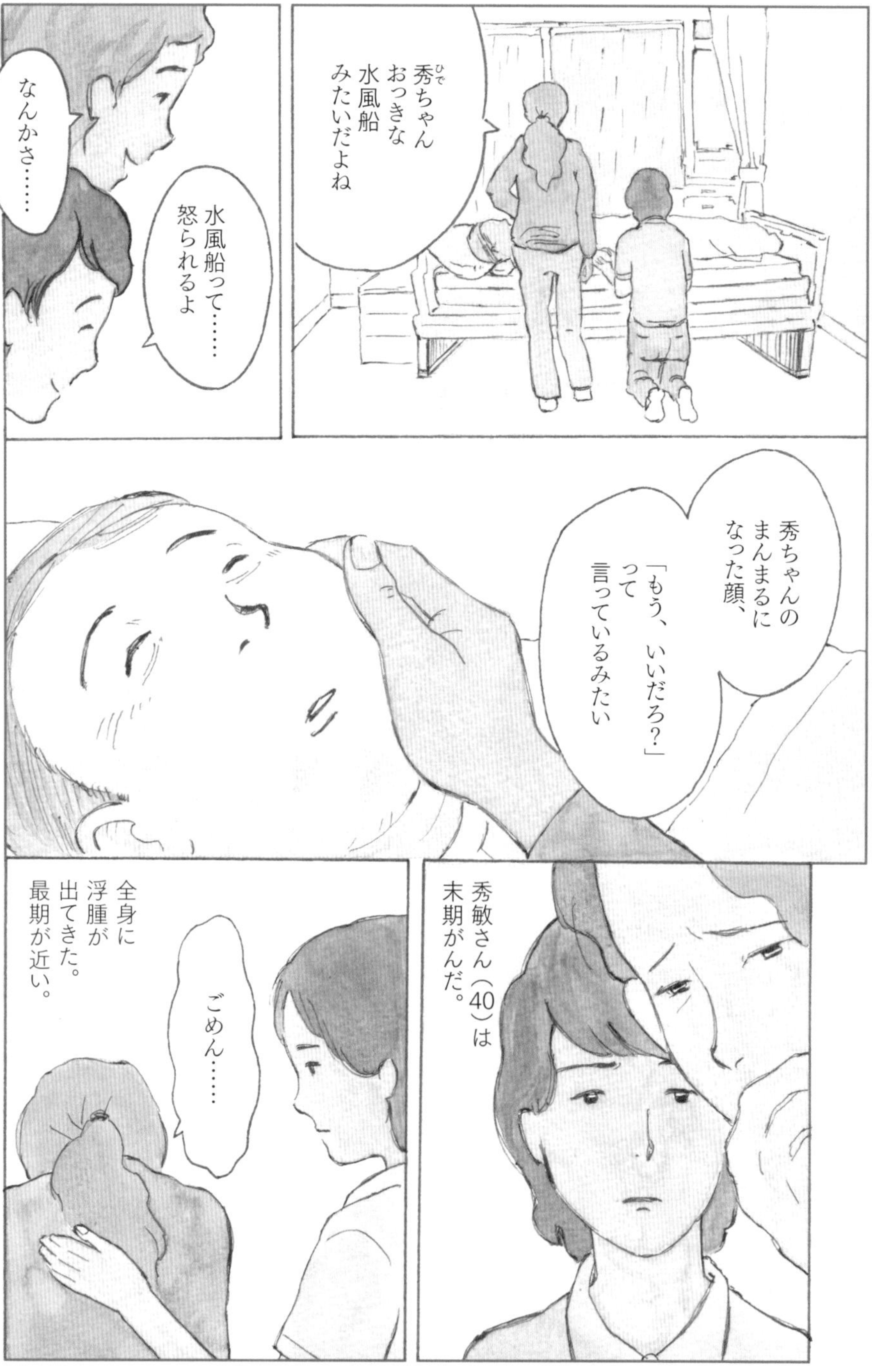

秀《ひで》ちゃん
おっきな
水風船
みたいだよね
なんかさ……
水風船って……
怒られるよ
秀ちゃんの
まんまるに
なった顔、
「もう、いいだろ？」
って
言っているみたい
秀敏さん（40）は
末期がんだ。
全身に
浮腫が
出てきた。
最期が近い。
ごめん……

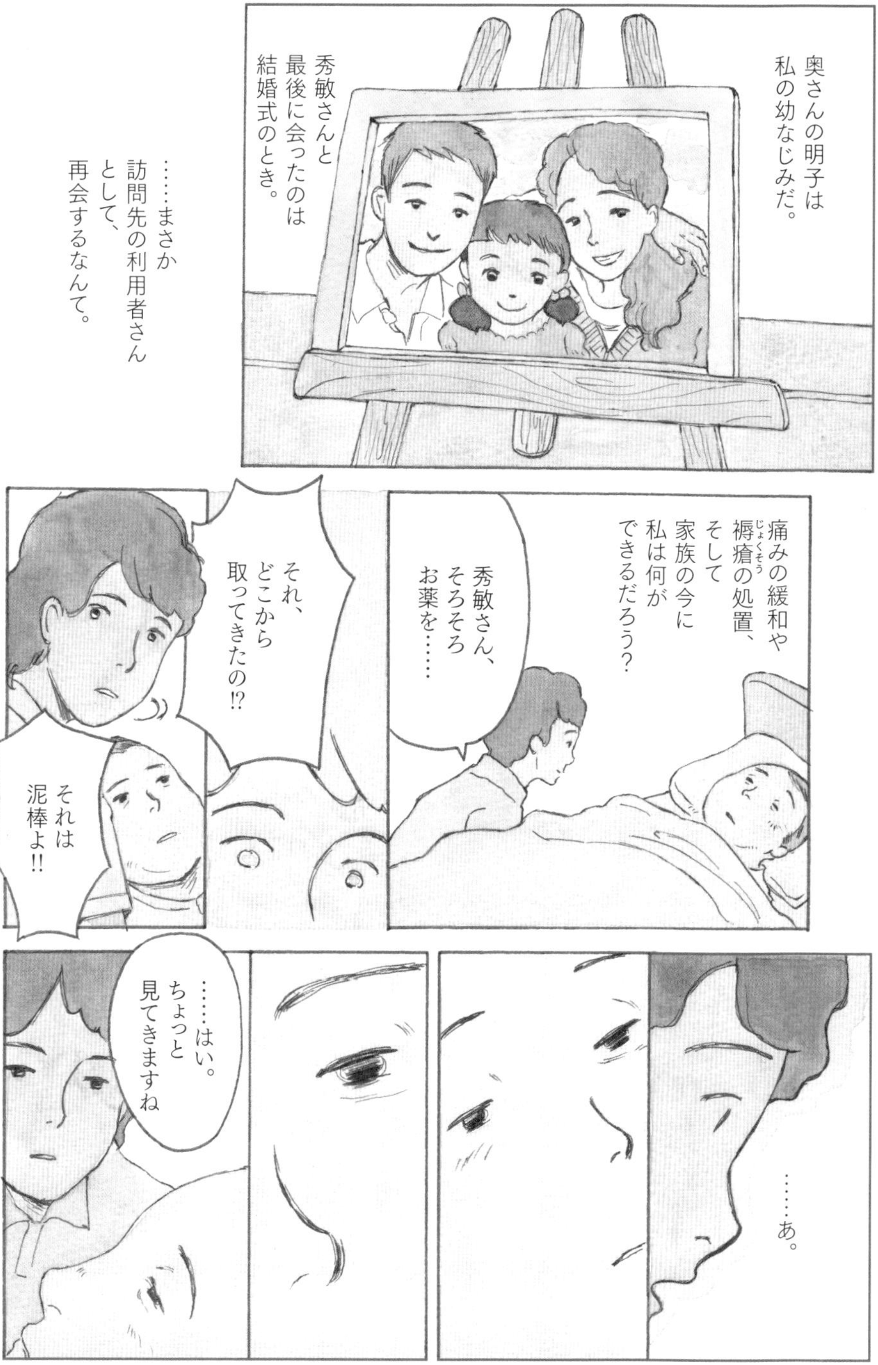
奥さんの明子は私の幼なじみだ。
秀敏さんと最後に会ったのは結婚式のとき。
……まさか訪問先の利用者さんとして、再会するなんて。
痛みの緩和や褥瘡《じょくそう》の処置、そして家族の今に私は何ができるだろう？
秀敏さん、そろそろお薬を……
それ、どこから取ってきたの⁉
それは泥棒よ!!
……あ。
……はい。ちょっと見てきますね

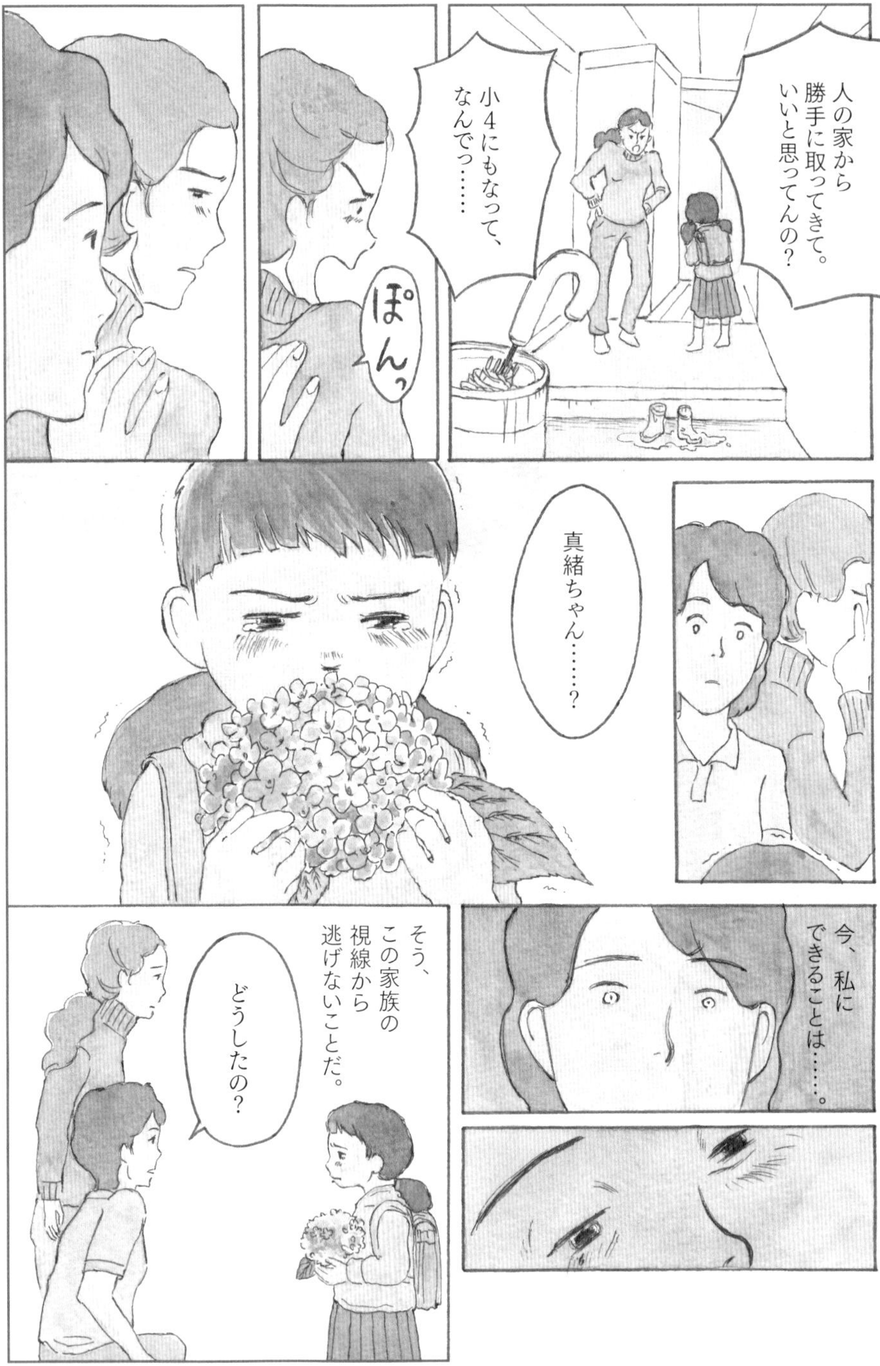
人の家から勝手に取ってきて。いいと思ってんの？
小4にもなって、なんでっ……
ぽんっ
真緒ちゃん……？
今、私にできることは……。
そう、この家族の視線から逃げないことだ。
どうしたの？

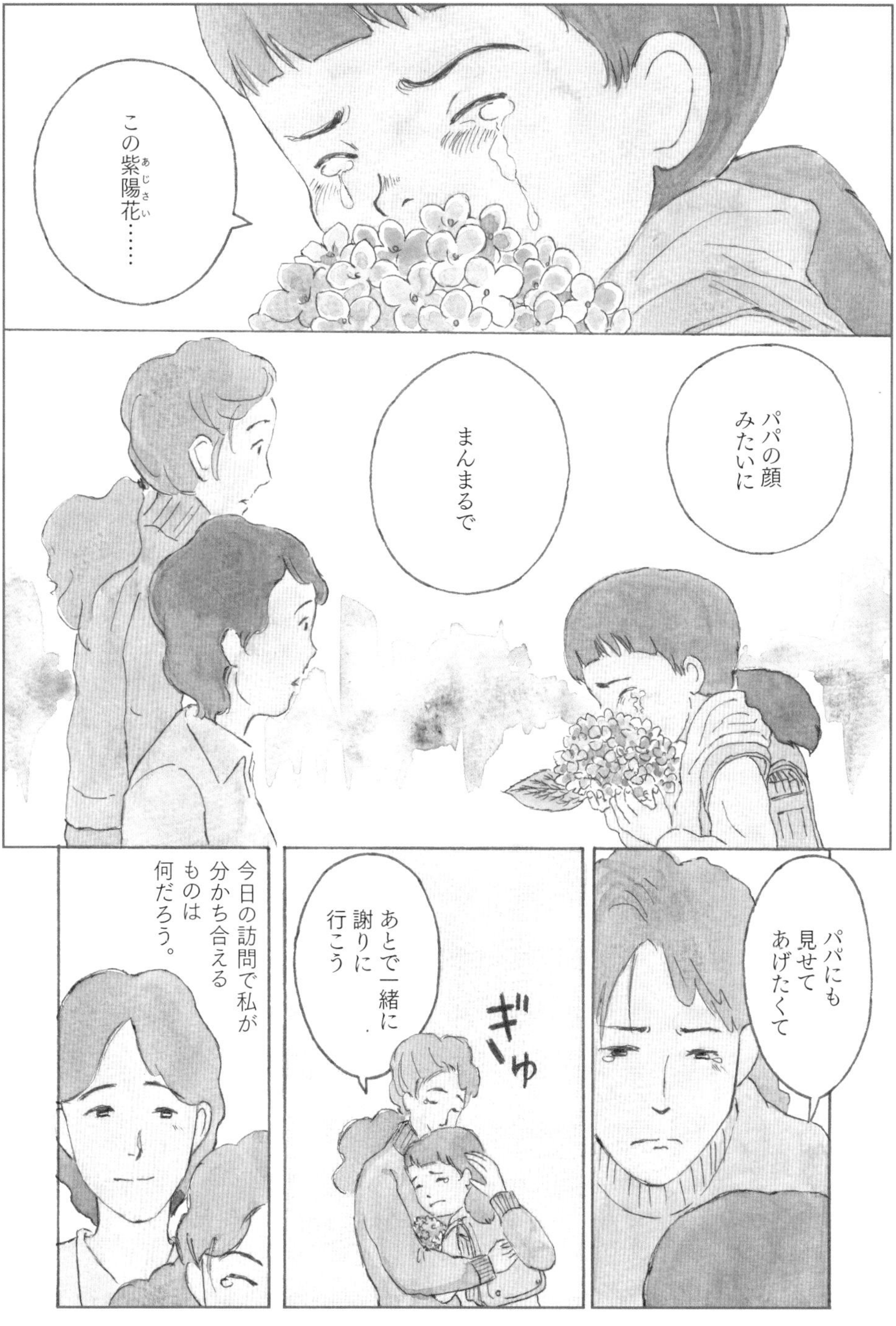
この紫陽花《あじさい》……
パパの顔みたいに
まんまるで
パパにも見せてあげたくて
あとで一緒に謝りに行こう
ギュ
今日の訪問で私が分かち合えるものは何だろう。

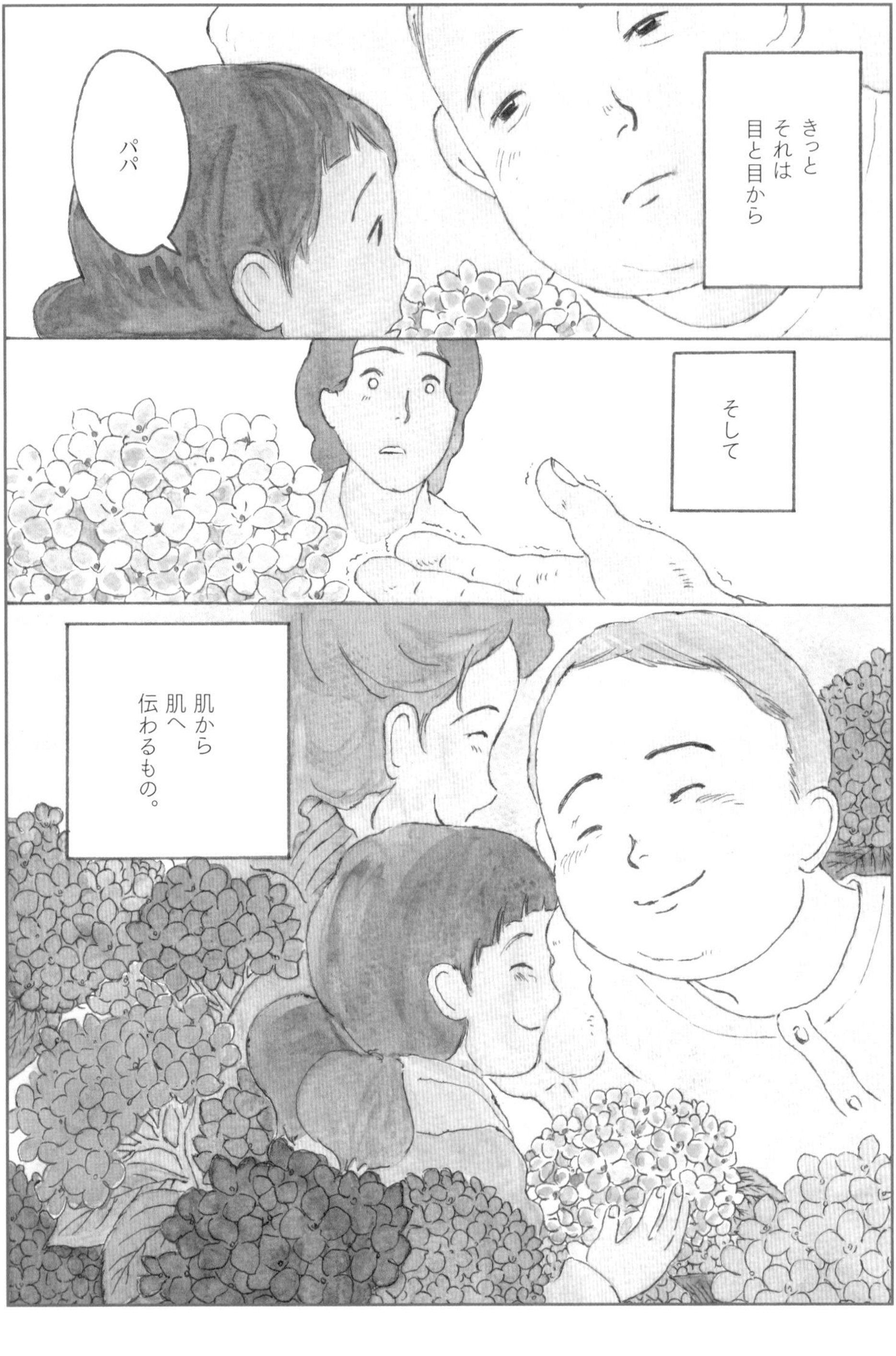
きっと
それは
目と目から
パパ
そして
肌から
肌へ
伝わるもの。

娘が泣いています。
看護師さん、
ちょっと
見てきてもらえますか……

第8話

ラジオが聴こえる部屋

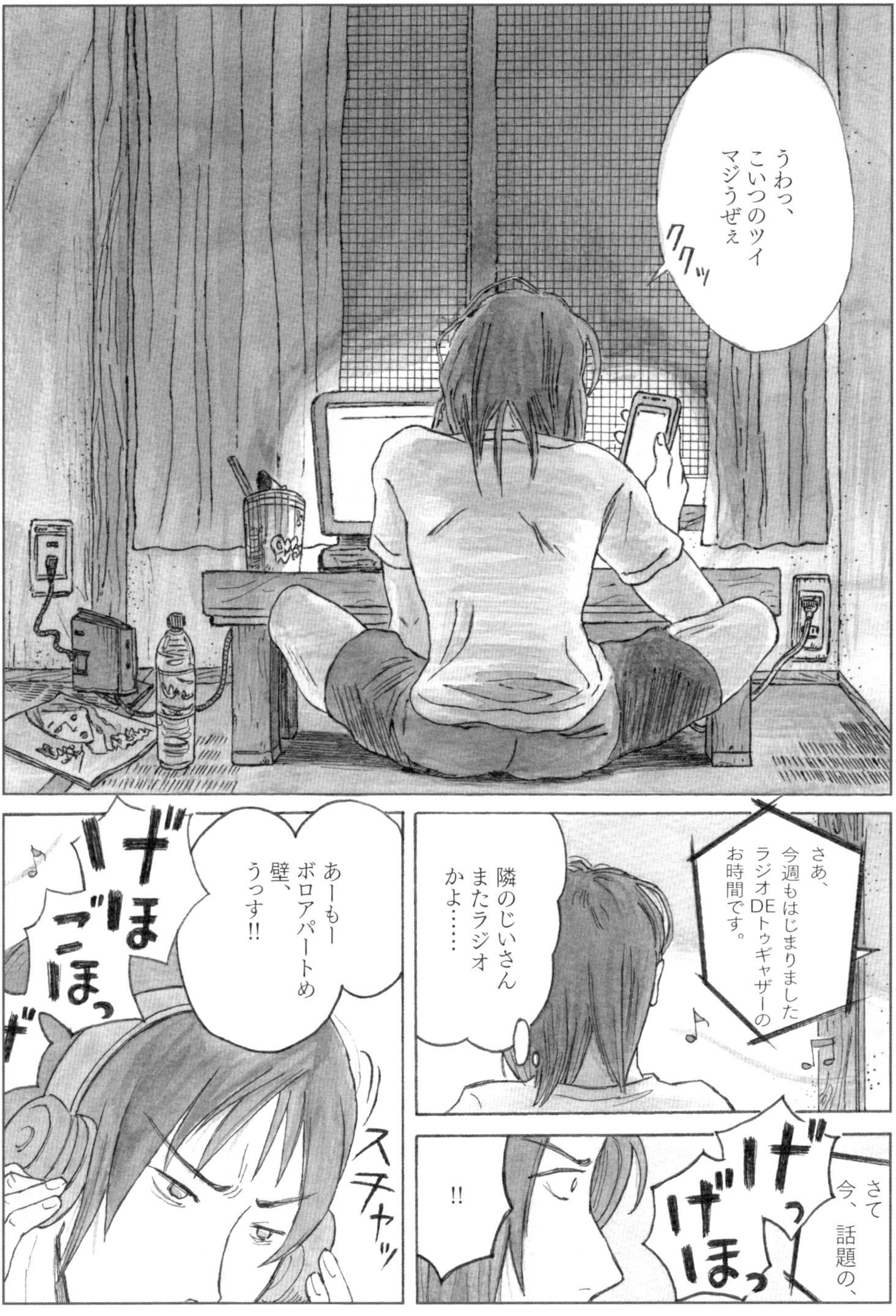
うわっ、
こいつのツイ
マジうぜぇ
ククッ
さあ、
今週もはじまりました
ラジオDEトゥギャザーの
お時間です。
隣のじいさん
またラジオ
かよ……
ゲほ
ごほっ
あーもー
ボロアパートめ
壁、
うっす!!
スチャッ
げっ
げほっ
さて
今、
話題の、
!!

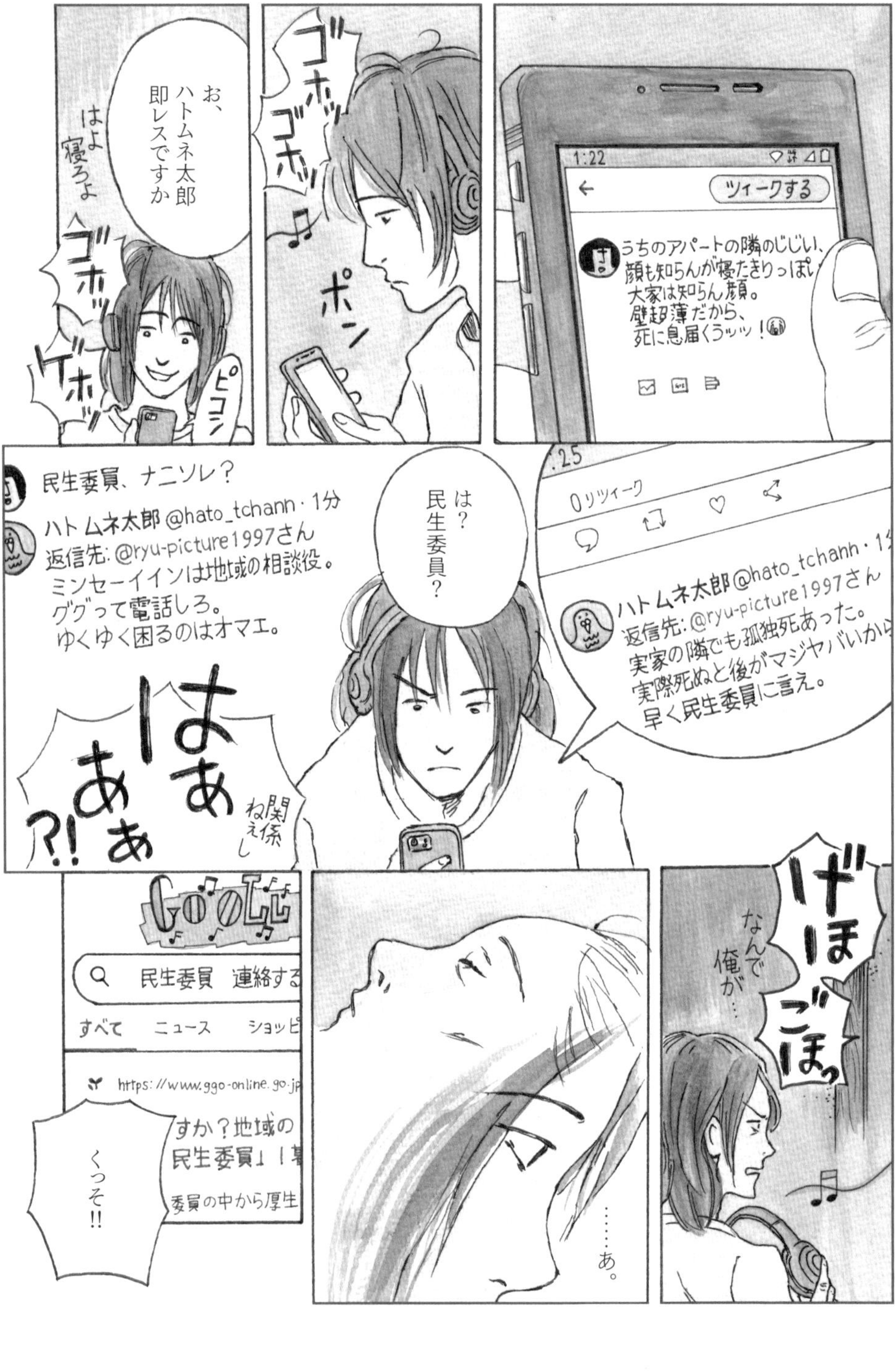
1:22
ツィークする
うちのアパートの隣のじじい、顔も知らんが寝たきりっぽい。大家は知らん顔。壁超薄だから、死に息届くうッッ！
ゴホッゴホッ
ポン
お、ハトムネ太郎即レスですか
はよ寝ろよ
ゴホッ
ゲホッ
ピコン
0リツィーク
ハトムネ太郎 @hato_tchann・1分
返信先: @ryu-picture1997さん
実家の隣でも孤独死あった。実際死ぬと後がマジヤバいから早く民生委員に言え。
は？民生委員？
民生委員、ナニソレ？
ハトムネ太郎 @hato_tchann・1分
返信先: @ryu-picture1997さん
ミンセーイインは地域の相談役。ググって電話しろ。ゆくゆく困るのはオマエ。
はああぁ?!
関係ねえし
げほごほっ
なんで俺が……
……あ。
民生委員 連絡する
すべて ニュース ショッピ
https://www.ggo-online.go.jp
すか？地域の
民生委員」｜
委員の中から厚生
くっそ!!

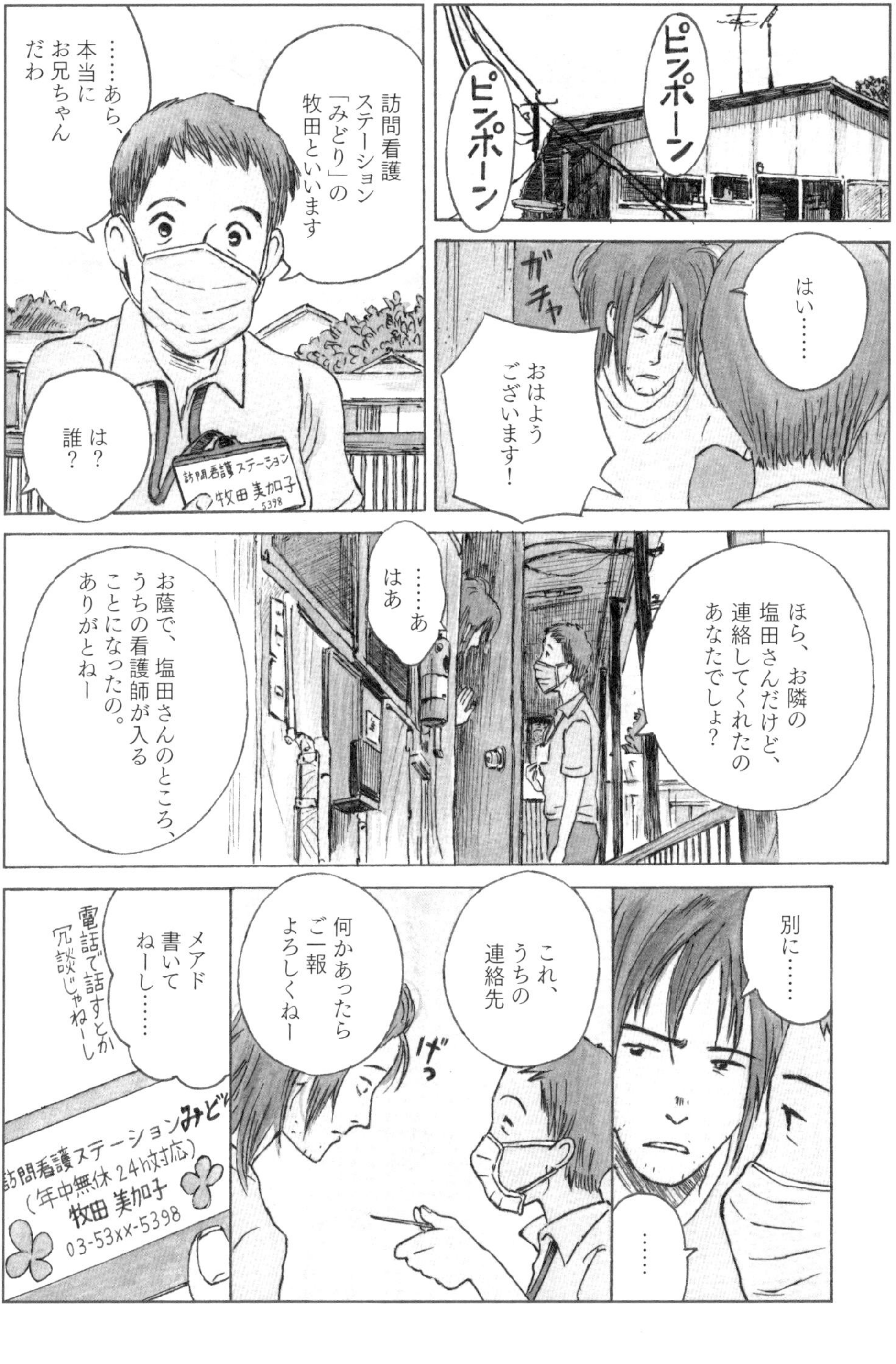
ピンポーン
ピンポーン
訪問看護ステーション「みどり」の牧田といいます
……あら、本当にお兄ちゃんだわ
ガチャ
はい……
おはようございます！
は？誰？
訪問看護ステーション
牧田美加子
ほら、お隣の塩田さんだけど、連絡してくれたのあなたでしょ？
……あはあ
お蔭で、塩田さんのところ、うちの看護師が入ることになったの。ありがとねー
別に……
……
これ、うちの連絡先
何かあったらご一報よろしくねー
げっ
メアド書いてねーし……
電話で話すとか冗談じゃねーし
訪問看護ステーションみどり
（年中無休24h対応）
牧田美加子
03-53xx-5398

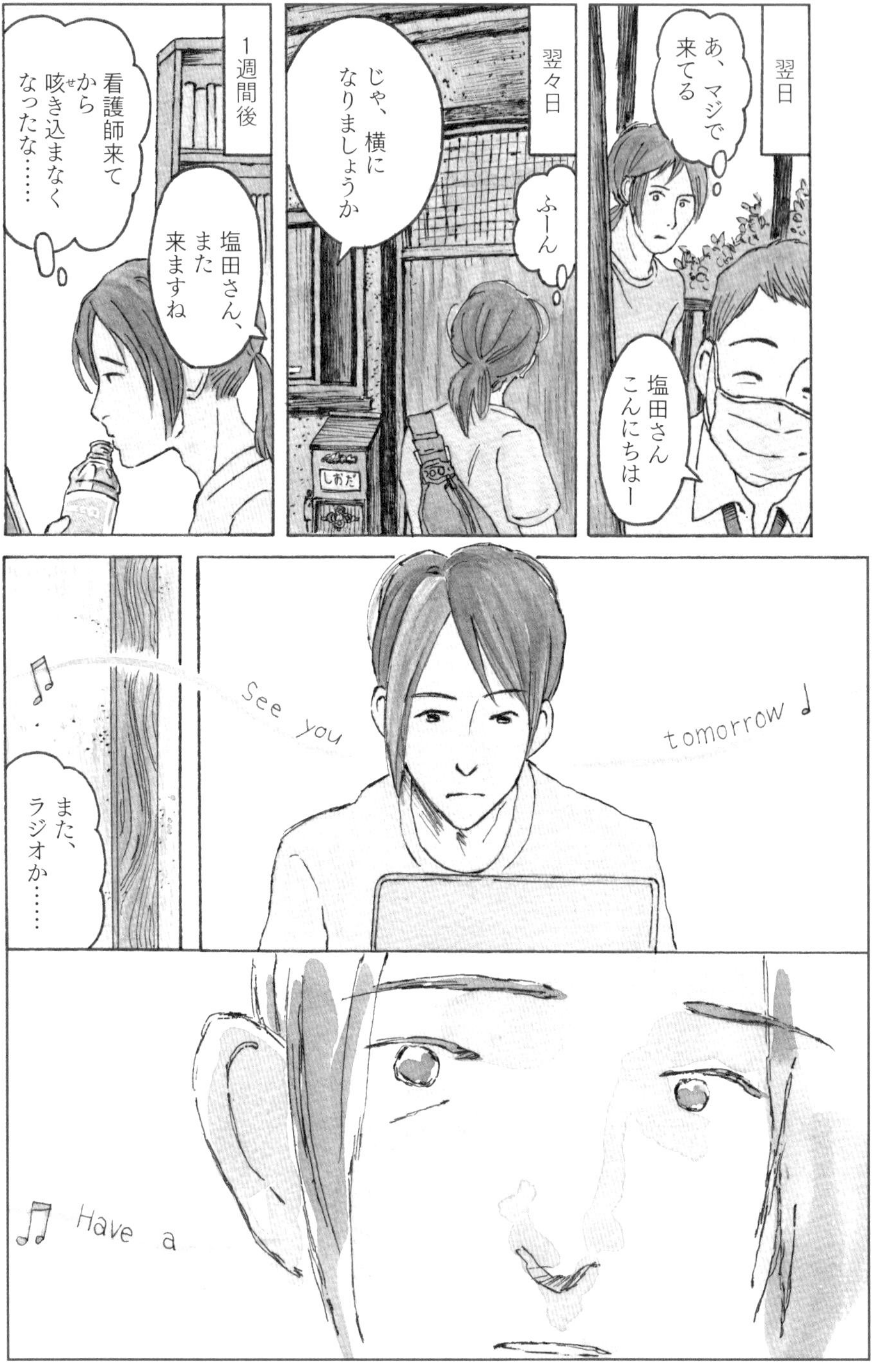

翌日
あ、マジで来てる
塩田さんこんにちはー
翌々日
ふーん
じゃ、横になりましょうか
しおだ
1週間後
看護師来てから咳《せ》き込まなくなったな……
塩田さん、また来ますね
See you tomorrow
また、ラジオか……
Have a

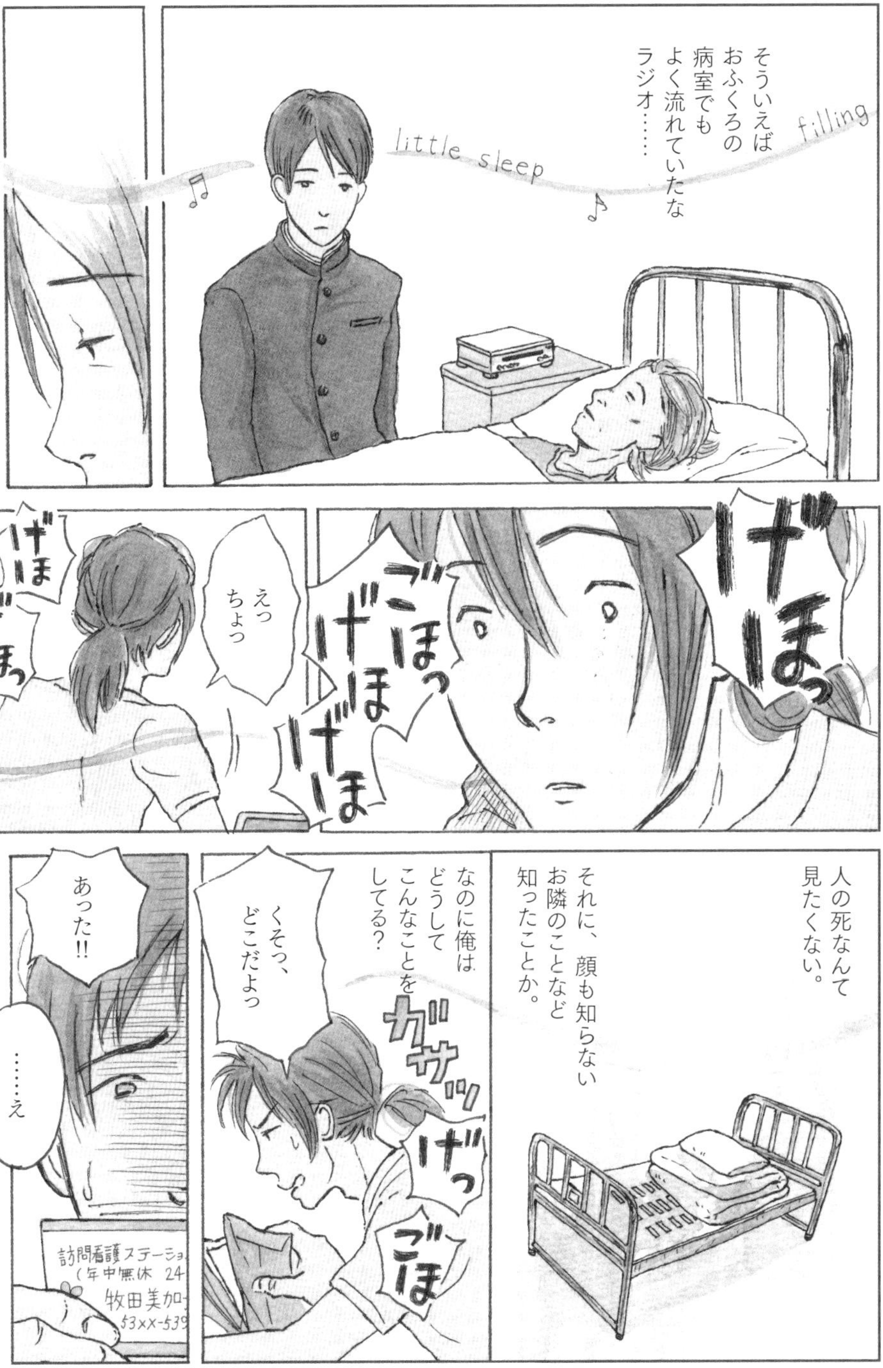
そういえば
おふくろの
病室でも
よく流れていたな
ラジオ……
filling
little sleep
げほっ
ごほっ
げほ
げほ
えっ
ちょっ
げほ
げほっ
人の死なんて
見たくない。
それに、顔も知らない
お隣のことなど
知ったことか。
なのに俺は
どうして
こんなことを
してる？
くそっ、
どこだよっ
ガサッ
げっ
ごほ
あった!!
……え
訪問看護ステーショ
(年中無休 24
牧田美加
53xx-539

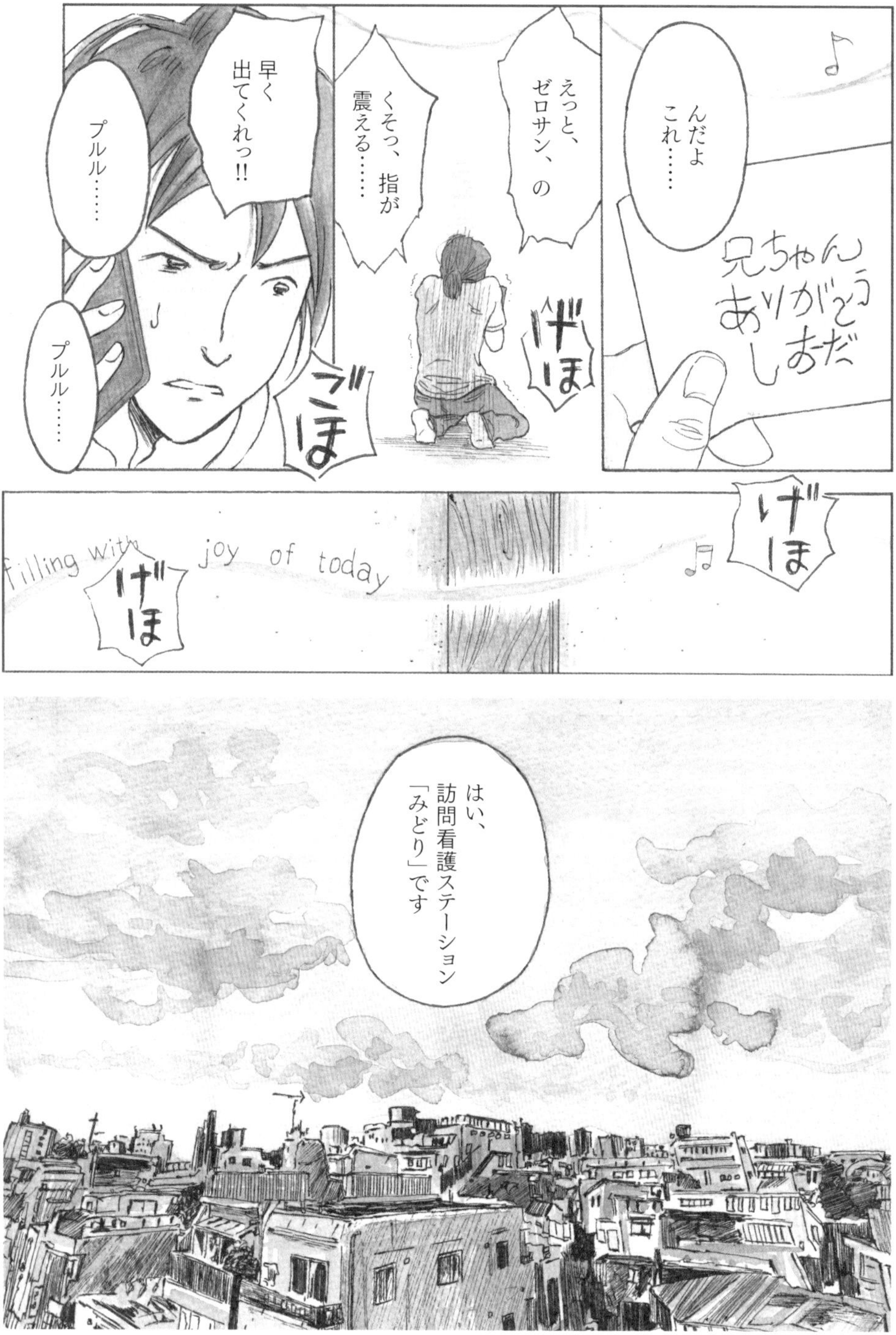
んだよ これ……
兄ちゃん ありがとう しおだ
えっと、ゼロサン、の
くそっ、指が 震える……
げほ
早く 出てくれっ!!
プルル……
プルル……
ごほ
げほ
filling with joy of today
げほ
はい、訪問看護ステーション「みどり」です

俺はひとり干渉されずに、

静かに生きていたいのに。

どうして、あなたのことが

気になるのだろう……

第8話｜ラジオが聴こえる部屋　完

第9話

コロナの頃

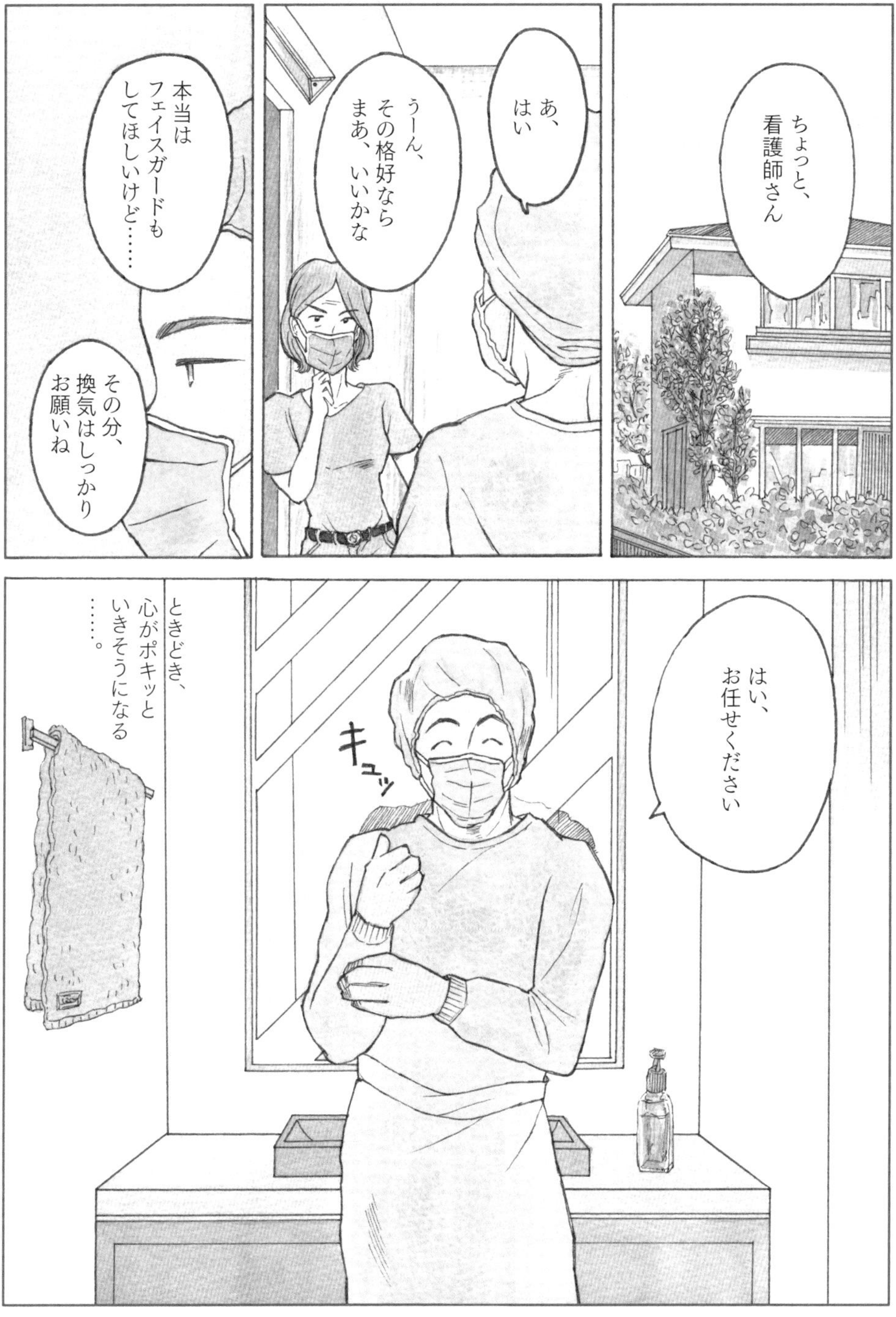
ちょっと、看護師さん
あ、はい
うーん、その格好ならまあ、いいかな
本当はフェイスガードもしてほしいけど……
その分、換気はしっかりお願いね
はい、お任せください
キュッ
ときどき、心がポキッといきそうになる……。

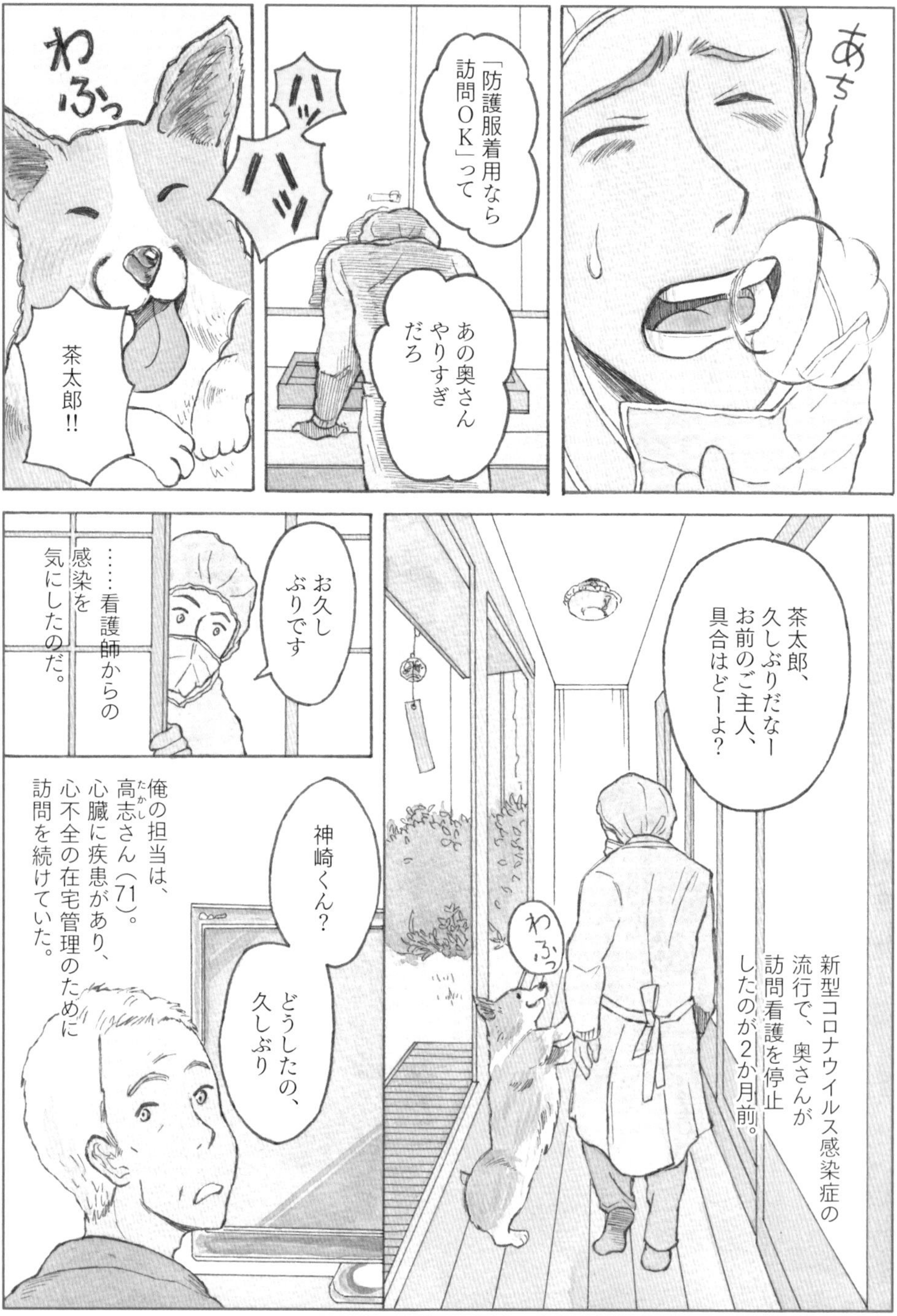
あち〜〜〜
「防護服着用なら訪問ＯＫ」って
ハッ ハッ
あの奥さんやりすぎだろ
わふっ
茶太郎!!
茶太郎、久しぶりだなー お前のご主人、具合はどーよ？
新型コロナウイルス感染症の流行で、奥さんが訪問看護を停止したのが2か月前。
わふっ
お久しぶりです
……看護師からの感染を気にしたのだ。
神崎くん？
どうしたの、久しぶり
俺の担当は、高志《たかし》さん（71）。心臓に疾患があり、心不全の在宅管理のために訪問を続けていた。

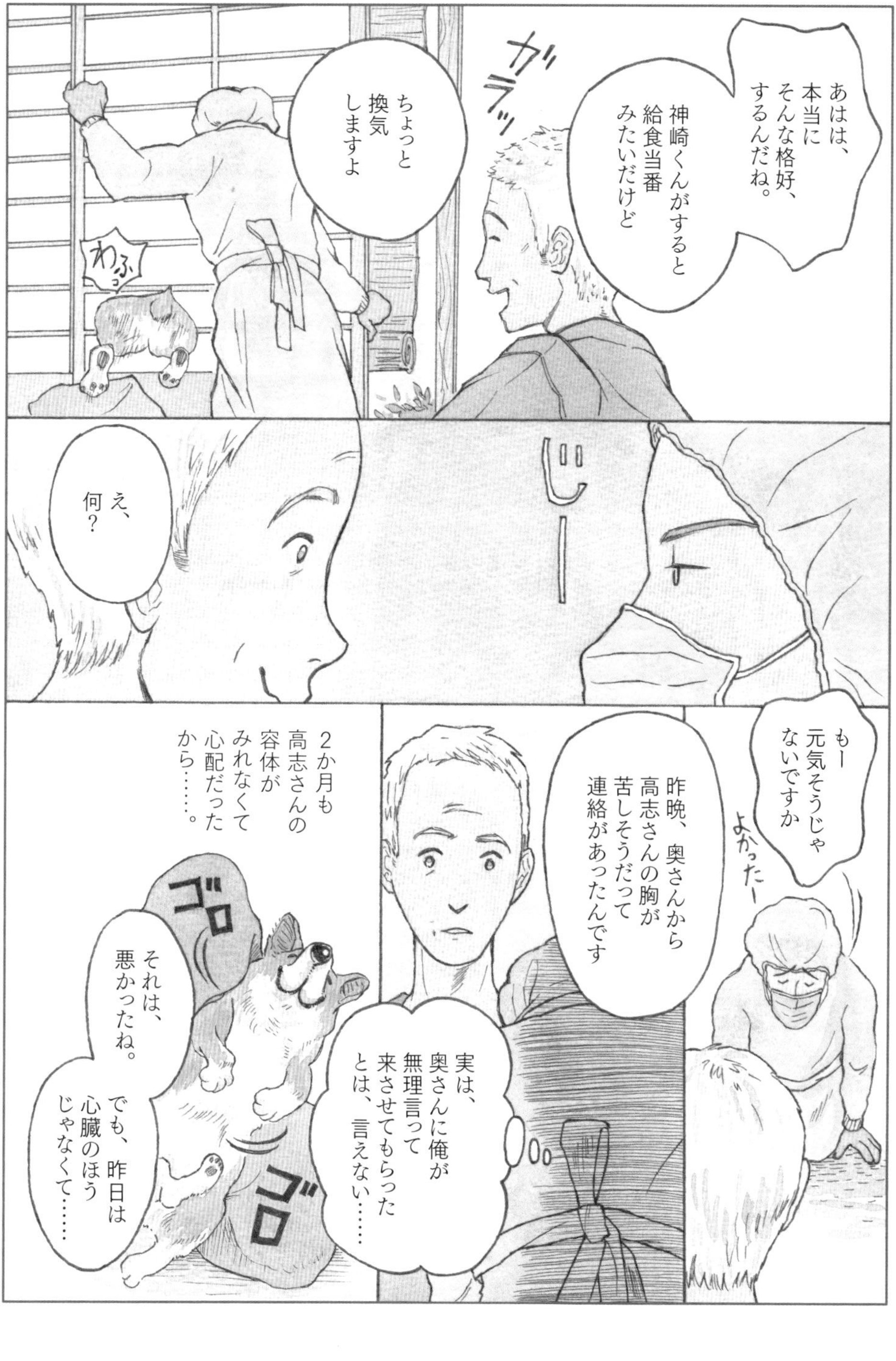
あはは、
本当に
そんな格好、
するんだね。
神崎くんがすると
給食当番
みたいだけど
ガラッ
ちょっと
換気
しますよ
わふっ
え、
何？
じー
もー
元気そうじゃ
ないですか
よかったー
昨晩、奥さんから
高志さんの胸が
苦しそうだって
連絡があったんです
2か月も
高志さんの
容体が
みれなくて
心配だった
から……。
実は、
奥さんに俺が
無理言って
来させてもらった
とは、言えない……
ゴロ
それは、
悪かったね。
ゴロ
でも、昨日は
心臓のほう
じゃなくて……

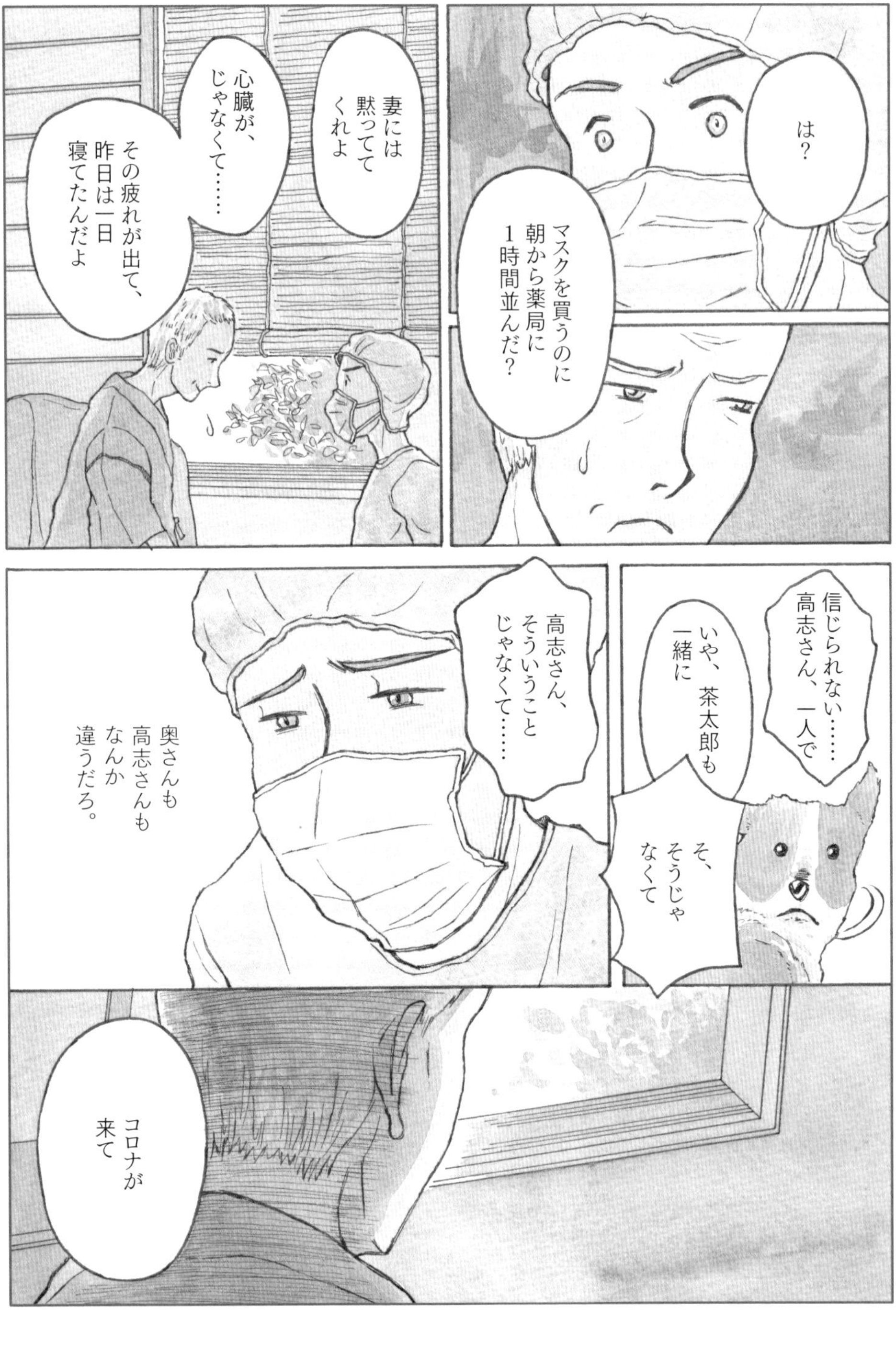
は？
マスクを買うのに朝から薬局に1時間並んだ？
妻には黙っててくれよ
心臓が、じゃなくて……
その疲れが出て、昨日は一日寝てたんだよ
信じられない……高志さん、一人で
いや、茶太郎も一緒に
そ、そうじゃなくて
高志さん、そういうことじゃなくて……
奥さんも高志さんもなんか違うだろ。
コロナが来て

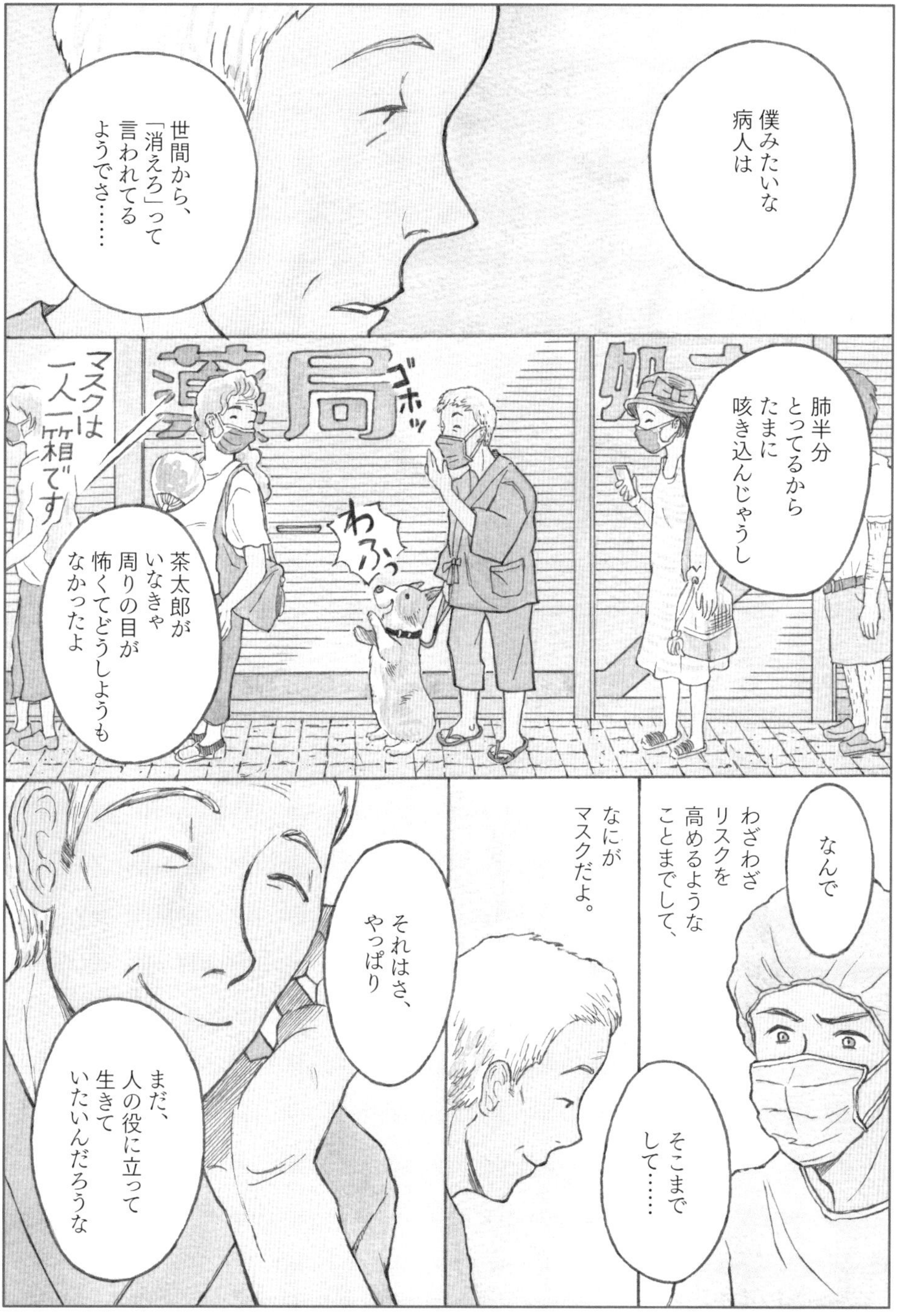
僕みたいな病人は
世間から、「消えろ」って言われてるようでさ……
肺半分とってるからたまに咳き込んじゃうし
ゴホッ
マスクは一人一箱です
わふっ
茶太郎がいなきゃ周りの目が怖くてどうしようもなかったよ
なんで
わざわざリスクを高めるようなことまでして、
そこまでして……
なにがマスクだよ。
それはさ、やっぱり
まだ、人の役に立って生きていたいんだろうな

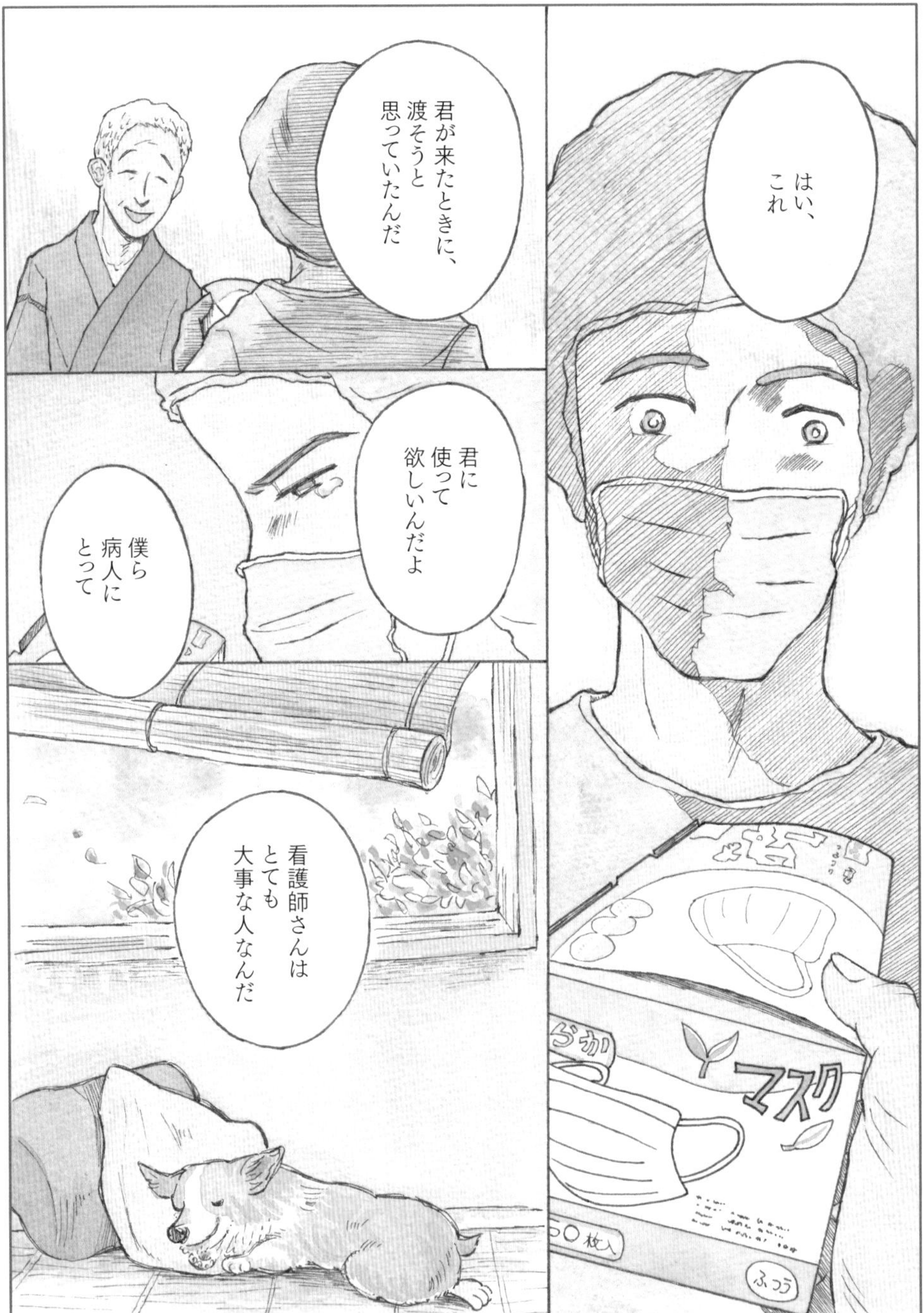
はい、これ
マスク
ふつう
君が来たときに、渡そうと思っていたんだ
君に使って欲しいんだよ
僕ら病人にとって
看護師さんはとても大事な人なんだ

コロナが流行って、
外に出るのをやめたとき。
どうすることが正しいのか、
誰もわからなくて……
信じるものがなくて、
心がポキッといきそうになったけど。
そんなときも、誰かのことを想ったり。

第9話―コロナの頃　完

第10話

昔から、知っているから

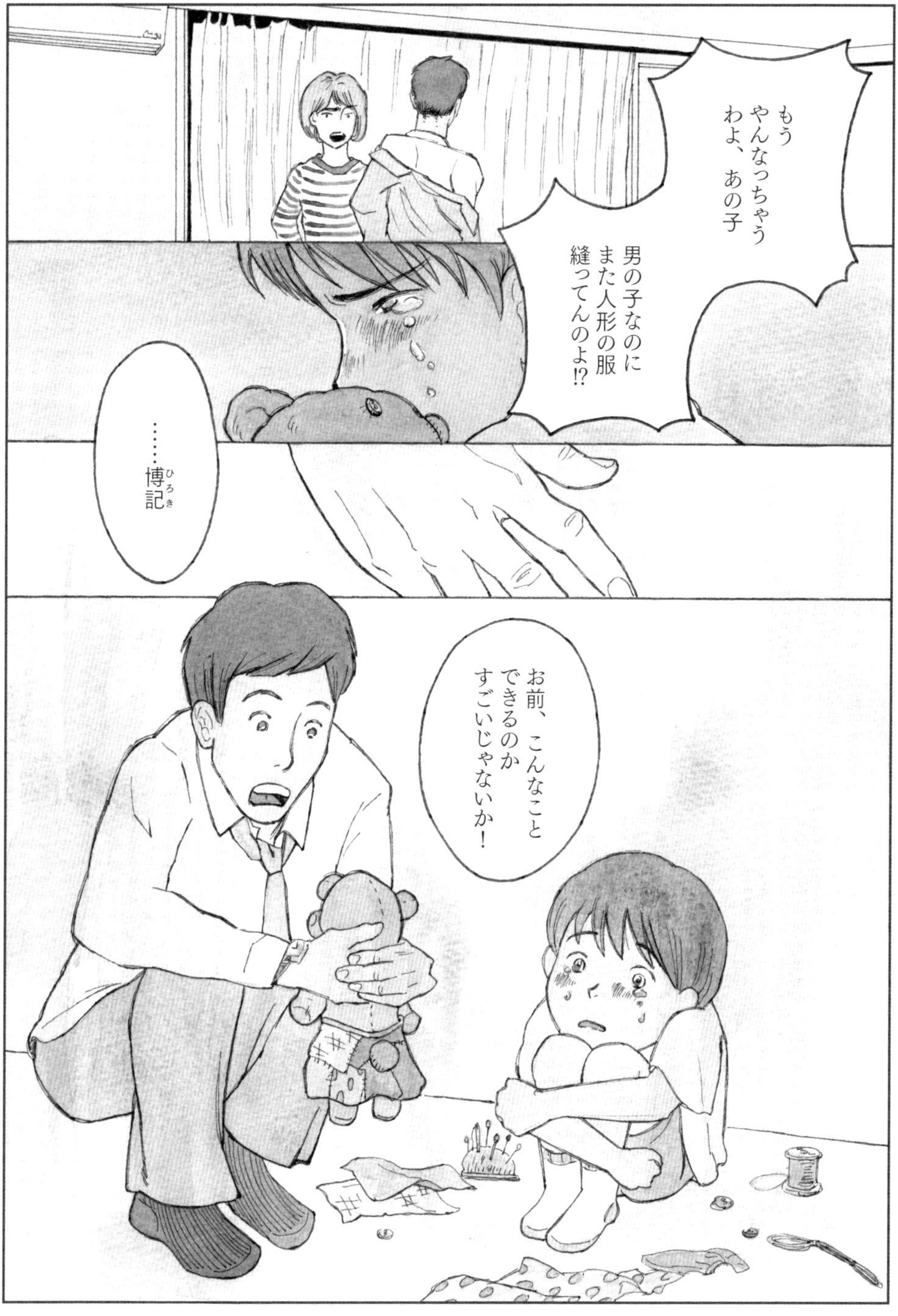
もう
やんなっちゃう
わよ、あの子
男の子なのに
また人形の服
縫ってんのよ!?
……博記《ひろき》
お前、こんなこと
できるのか
すごいじゃないか!

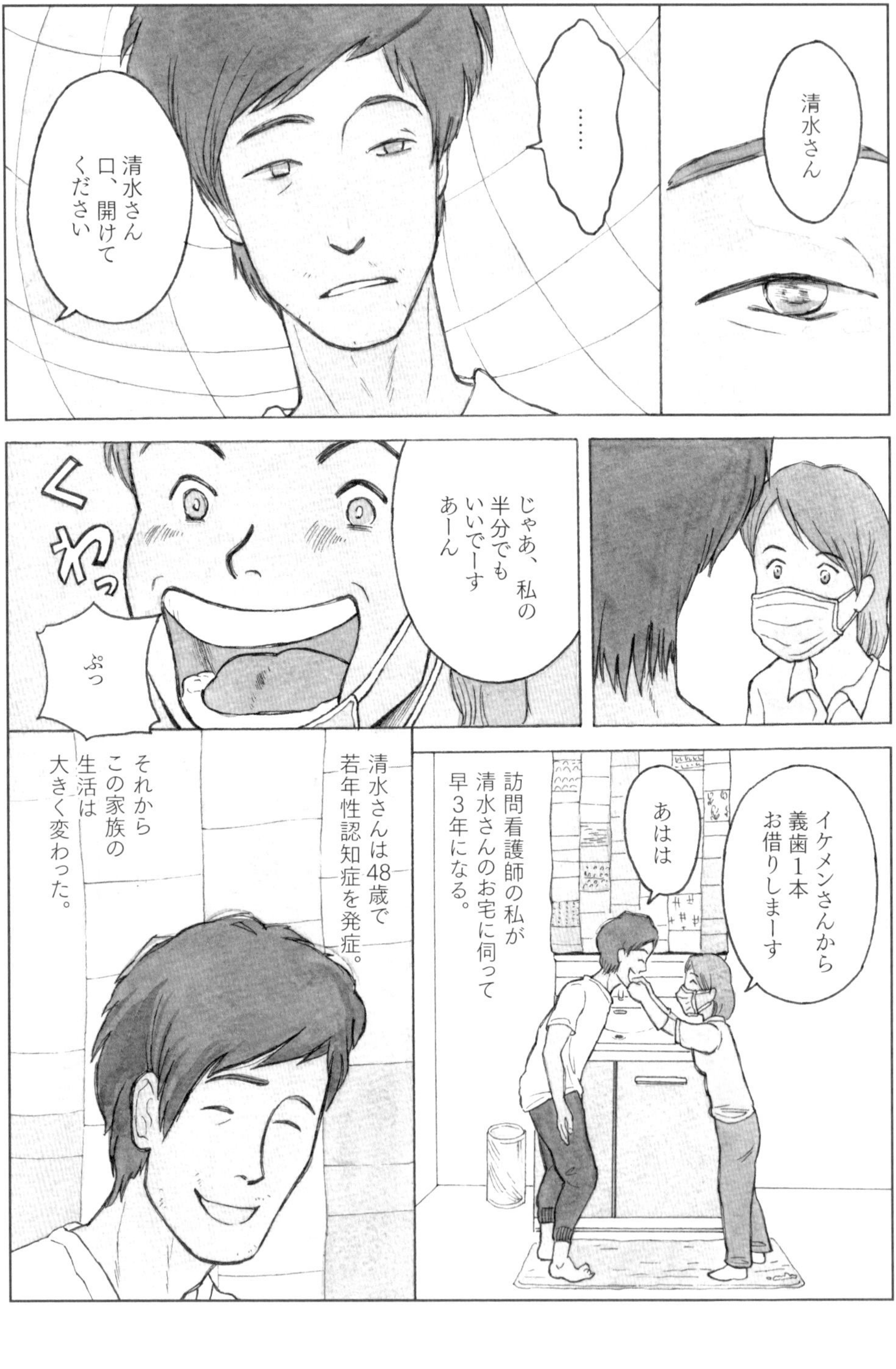
清水さん
……
清水さん口、開けてください
じゃあ、私の半分でもいいでーすあーん
くわっ
ぷっ
イケメンさんから義歯1本お借りしまーす
あはは
訪問看護師の私が清水さんのお宅に伺って早3年になる。
清水さんは48歳で若年性認知症を発症。
それからこの家族の生活は大きく変わった。

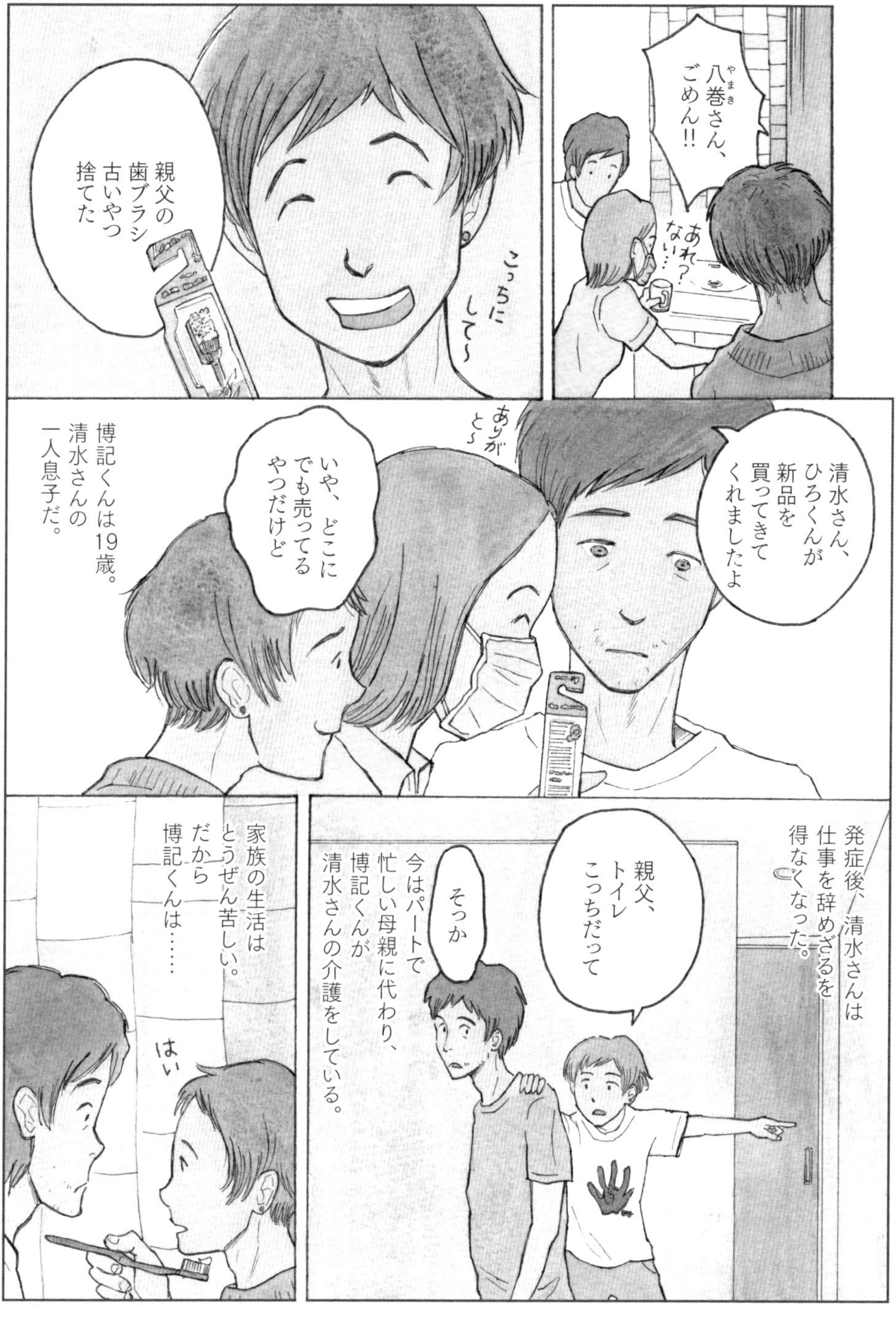
八巻《やまき》さん、ごめん!!
あれ？ない…
親父の歯ブラシ古いやつ捨てた
こっちにして～
清水さん、ひろくんが新品を買ってきてくれましたよ
ありがと～
いや、どこにでも売ってるやつだけど
博記くんは19歳。清水さんの一人息子だ。
発症後、清水さんは仕事を辞めざるを得なくなった。
親父、トイレこっちだって
そっか
今はパートで忙しい母親に代わり、博記くんが清水さんの介護をしている。
家族の生活はとうぜん苦しい。だから博記くんは……
はい

高校卒業後、服飾の専門学校へ行く夢をあきらめた。
あー
ここ、穴開いてる
直さなきゃ
このパッチワークの作者は博記くんだ。
以前服薬コントロールが定まらず、不調が続いたとき……
その薬だと朝起きてからずっとこうなんだよ
う〜ん
スヤ…

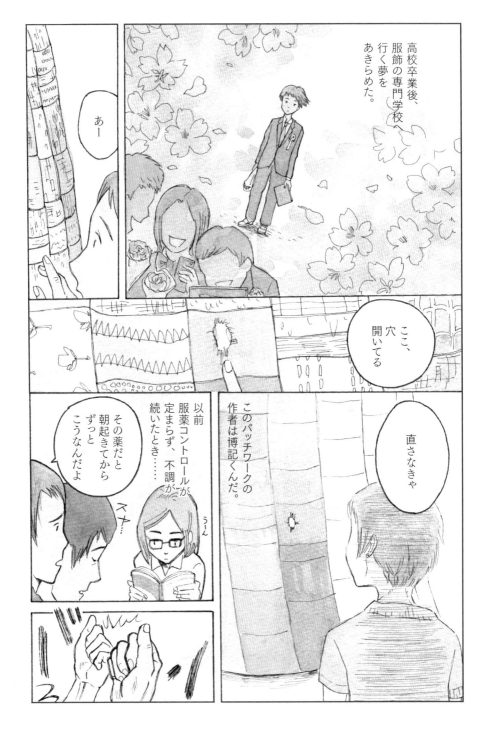

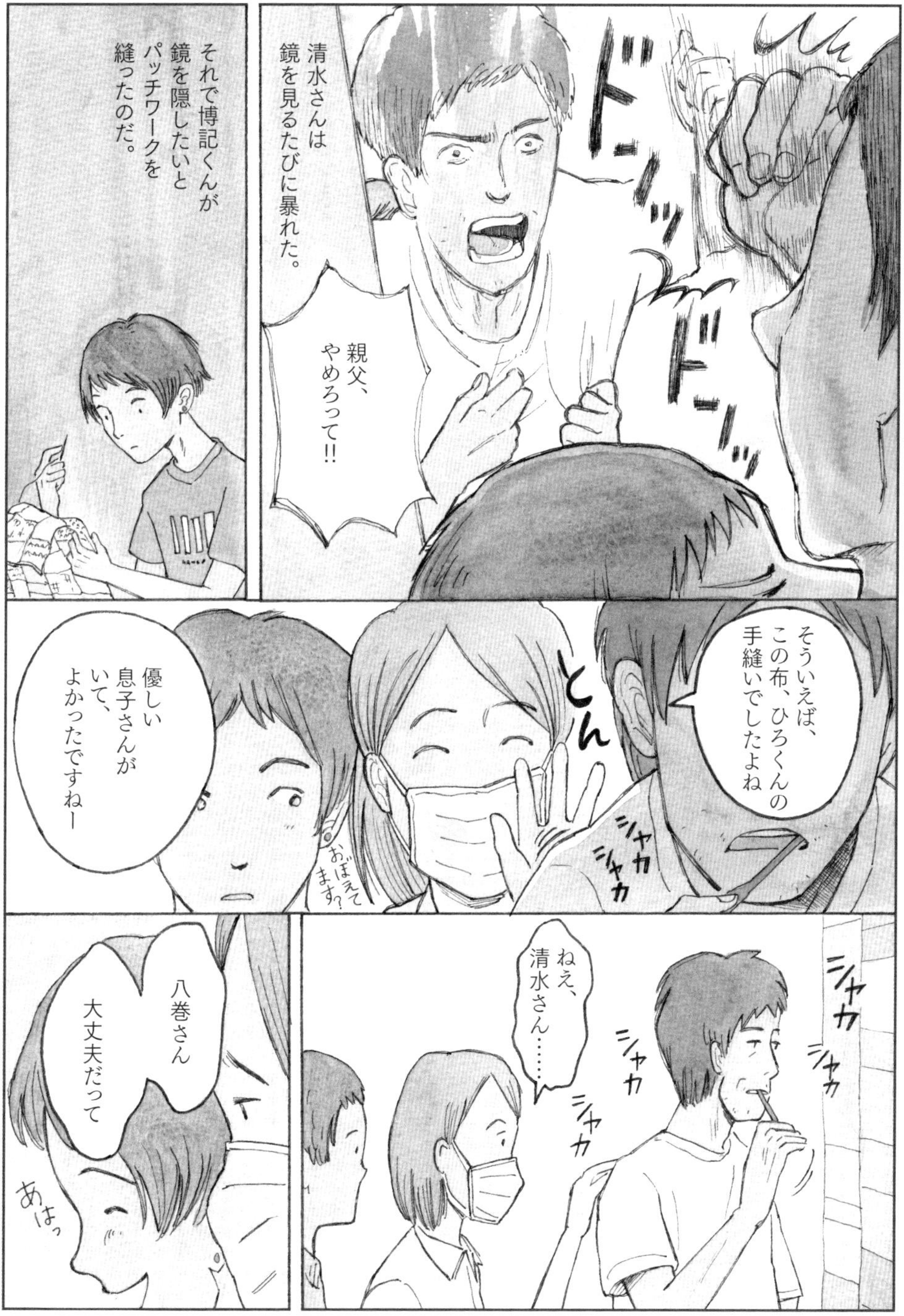

清水さんは鏡を見るたびに暴れた。
ドンッ
ドンッ
親父、やめろって!!
それで博記くんが鏡を隠したいとパッチワークを縫ったのだ。
そういえば、この布、ひろくんの手縫いでしたよね
シャカ シャカ
とん
おぼえてます?
優しい息子さんがいて、よかったですねー
シャカ シャカ
ねえ、清水さん……
シャカ
シャカ
八巻さん大丈夫だって
あはっ

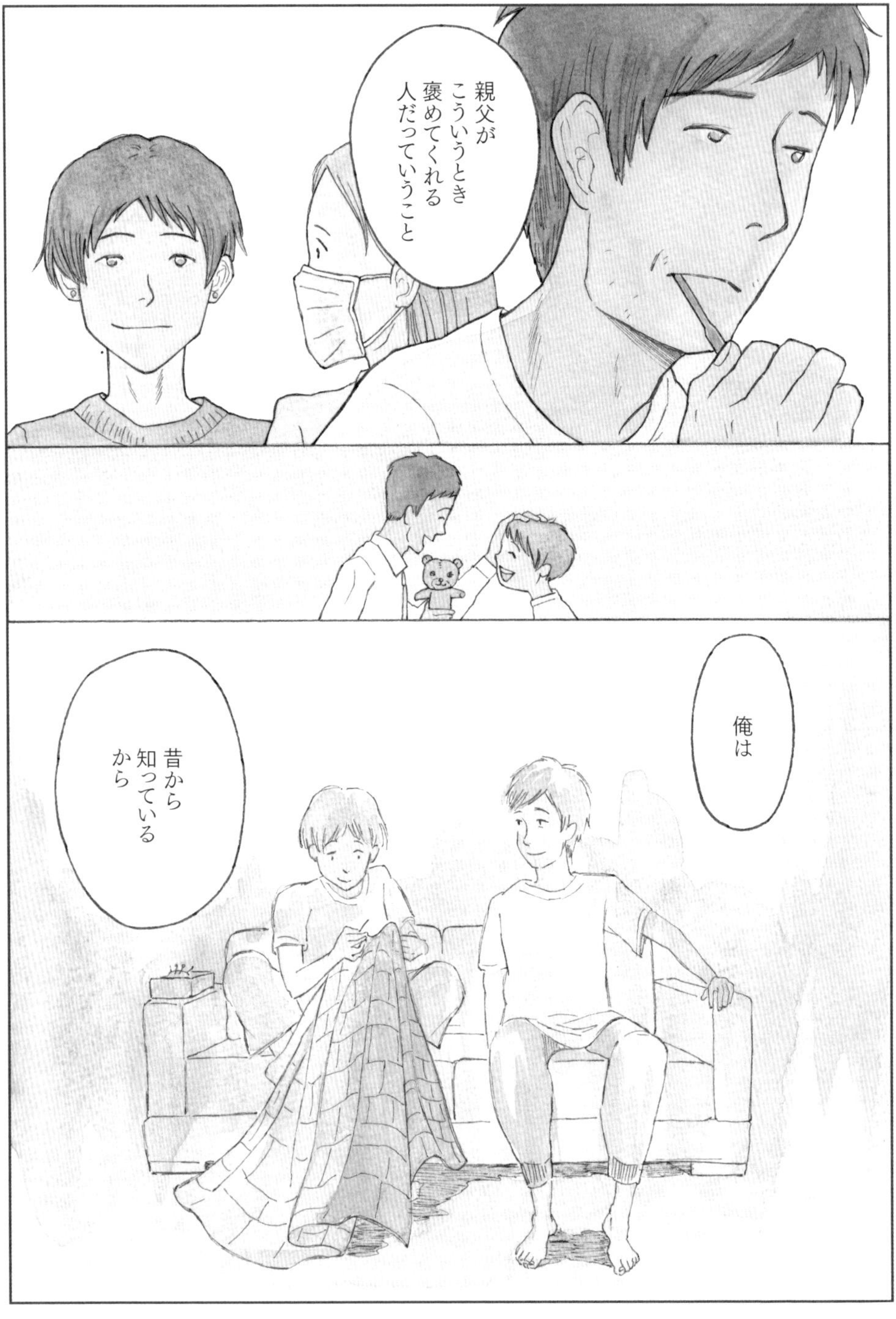
親父が
こういうとき
褒めてくれる
人だっていうこと
俺は
昔から
知っている
から

父さん、
これからも
僕を見ていて。

第10話―昔から、知っているから　完

第11話

間《はざま》の家で

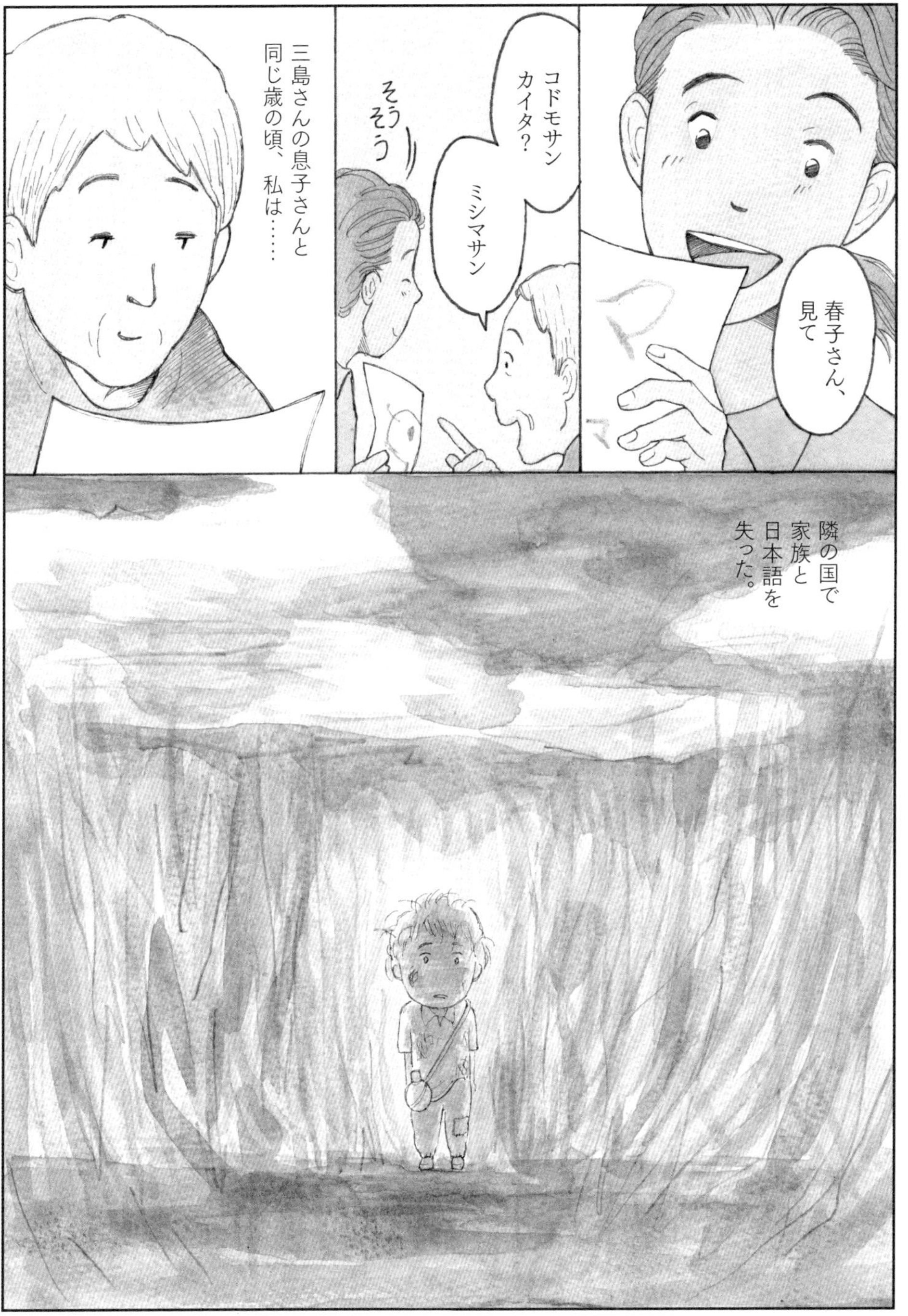
春子さん、見て
コドモサンカイタ?
ミシマサン
そうそう
三島さんの息子さんと同じ歳の頃、私は……
隣の国で家族と日本語を失った。

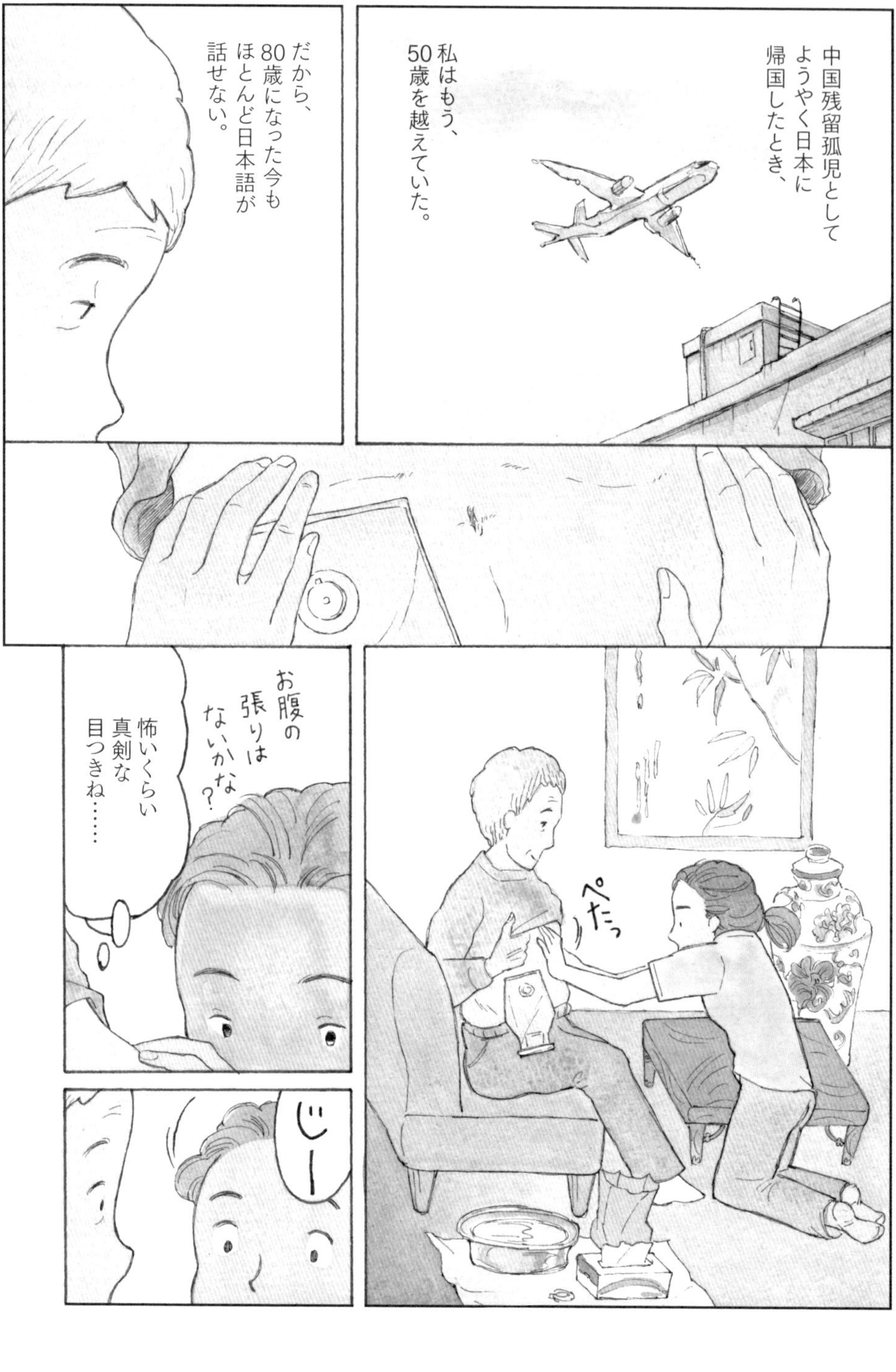
中国残留孤児として
ようやく日本に
帰国したとき、
私はもう、
50歳を越えていた。
だから、
80歳になった今も
ほとんど日本語が
話せない。
ぺたっ
お腹の張りはないかな？
怖いくらい真剣な目つきね……
じー

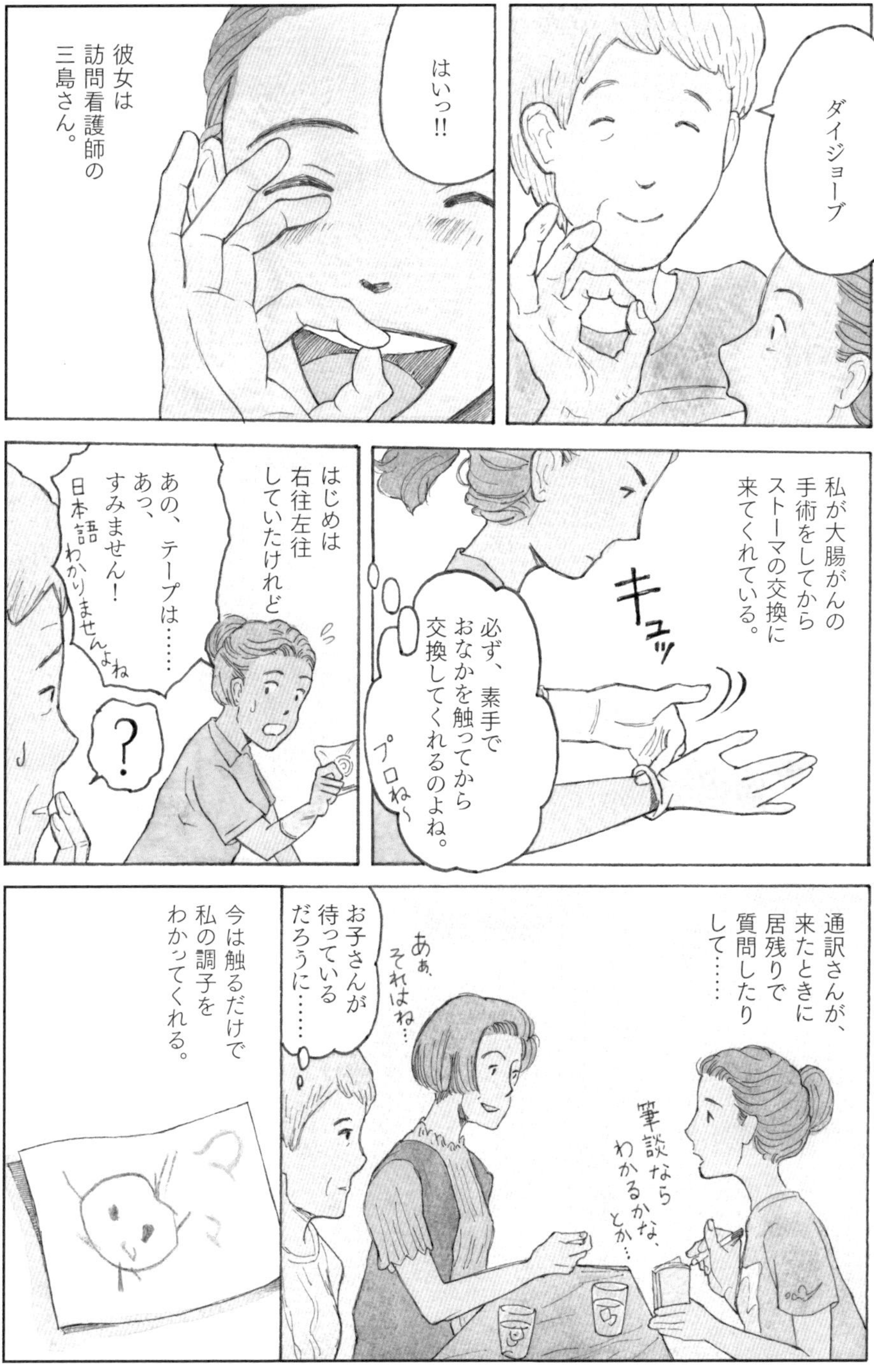
ダイジョーブ
はいっ!!
彼女は訪問看護師の三島さん。
私が大腸がんの手術をしてからストーマの交換に来てくれている。
キュッ
必ず、素手でおなかを触ってから交換してくれるのよね。
プロね～
はじめは右往左往していたけれど
あの、テープは……あっ、すみません！日本語わかりませんよね
？
通訳さんが、来たときに居残りで質問したりして……
筆談ならわかるかな、とか…
ああ、それはね…
お子さんが待っているだろうに……
今は触るだけで私の調子をわかってくれる。

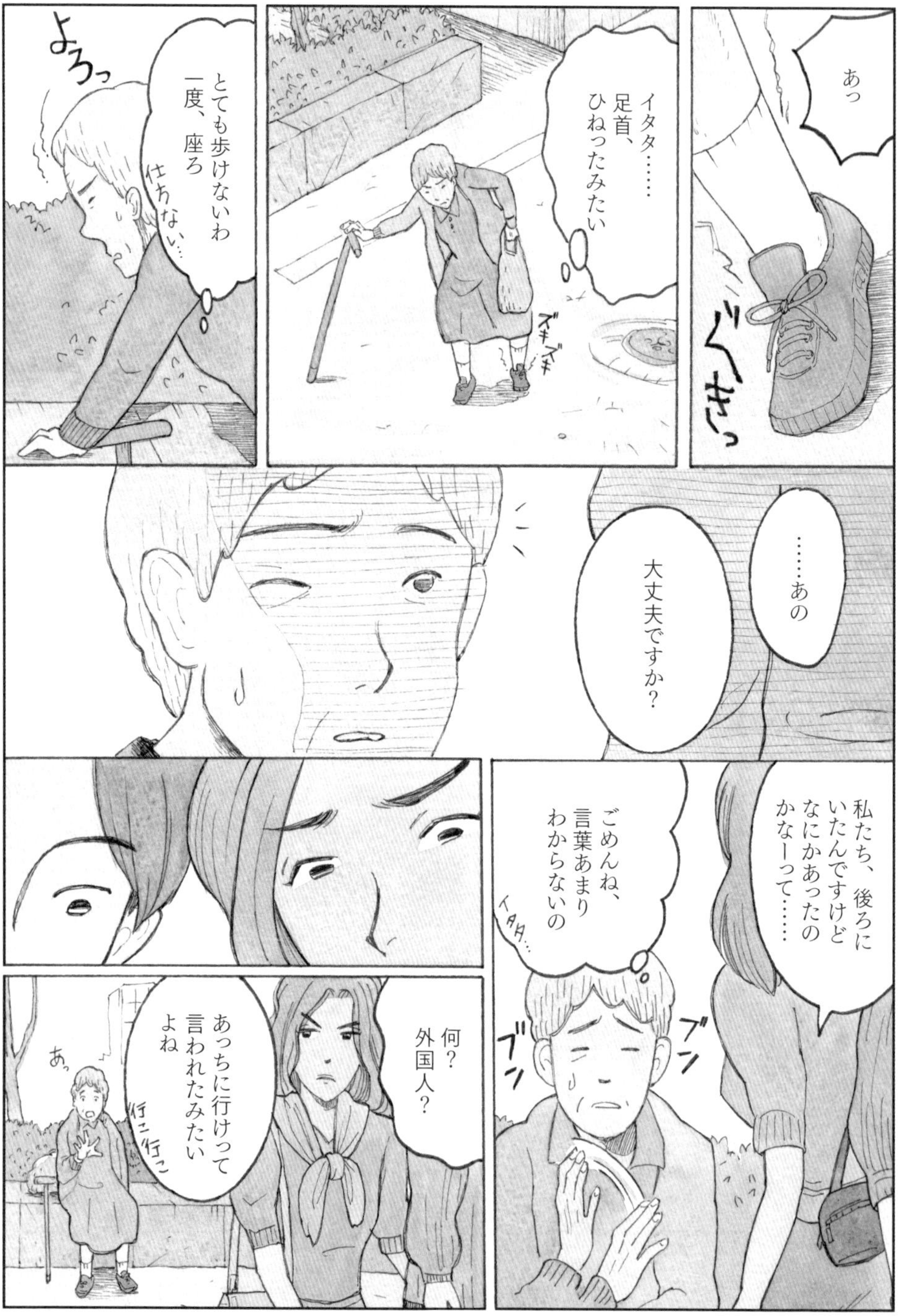
あっ
ぐきっ
イタタ……
足首、
ひねったみたい
ズキズキ
とても歩けないわ
一度、座ろ
仕方ない…
よろっ
……あの
大丈夫ですか?
私たち、後ろに
いたんですけど
なにかあったの
かなーって……
ごめんね、
言葉あまり
わからないの
イタタ…
ブンブン
何?
外国人?
あっちに行けって
言われたみたい
よね
あっ
行こ行こ

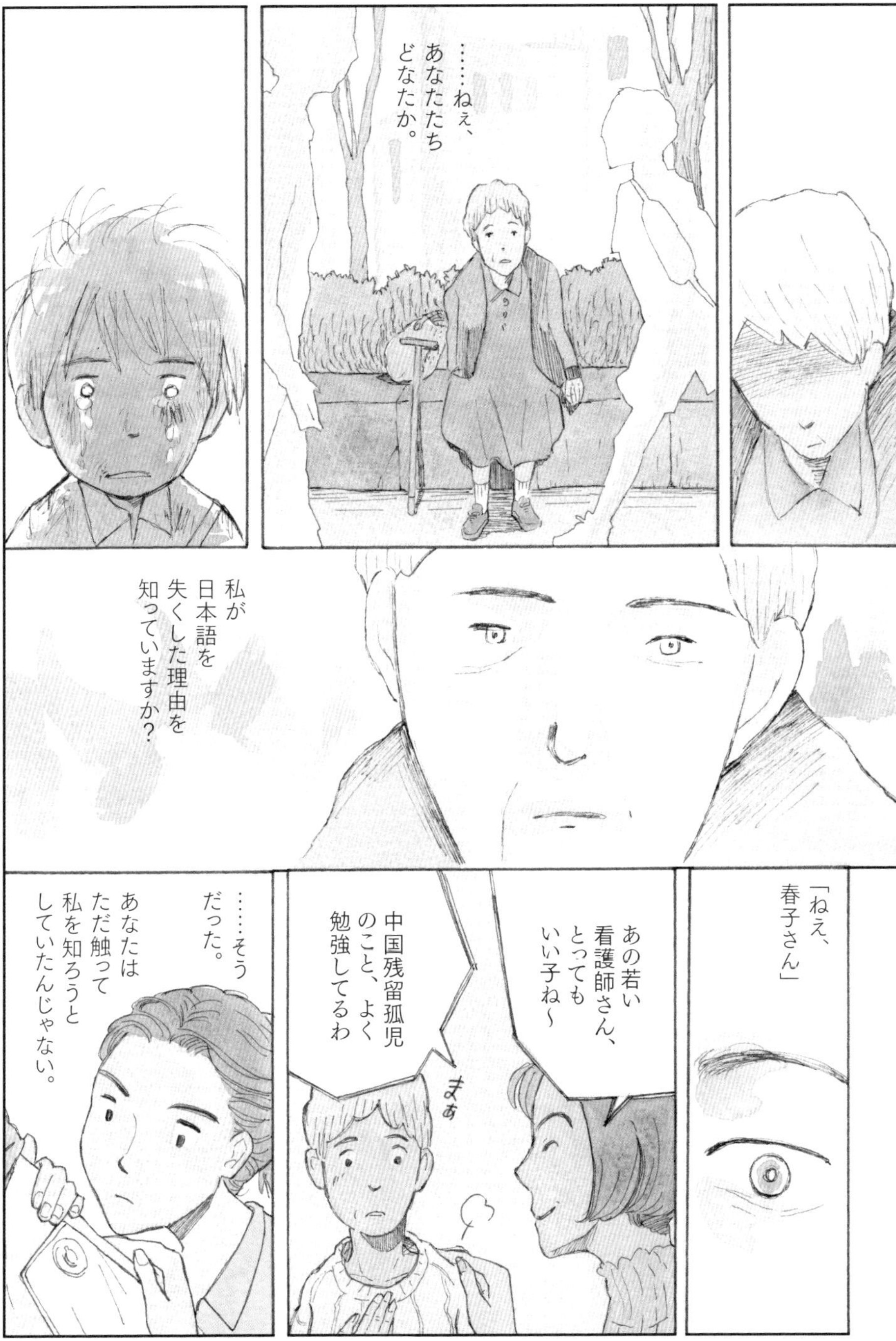
……ねぇ、
あなたたち
どなたか。
私が
日本語を
失くした理由を
知っていますか？
「ねえ、
春子さん」
あの若い
看護師さん、
とっても
いい子ね～
中国残留孤児
のこと、よく
勉強してるわ
まぁ
……そう
だった。
あなたは
ただ触って
私を知ろうと
していたんじゃない。

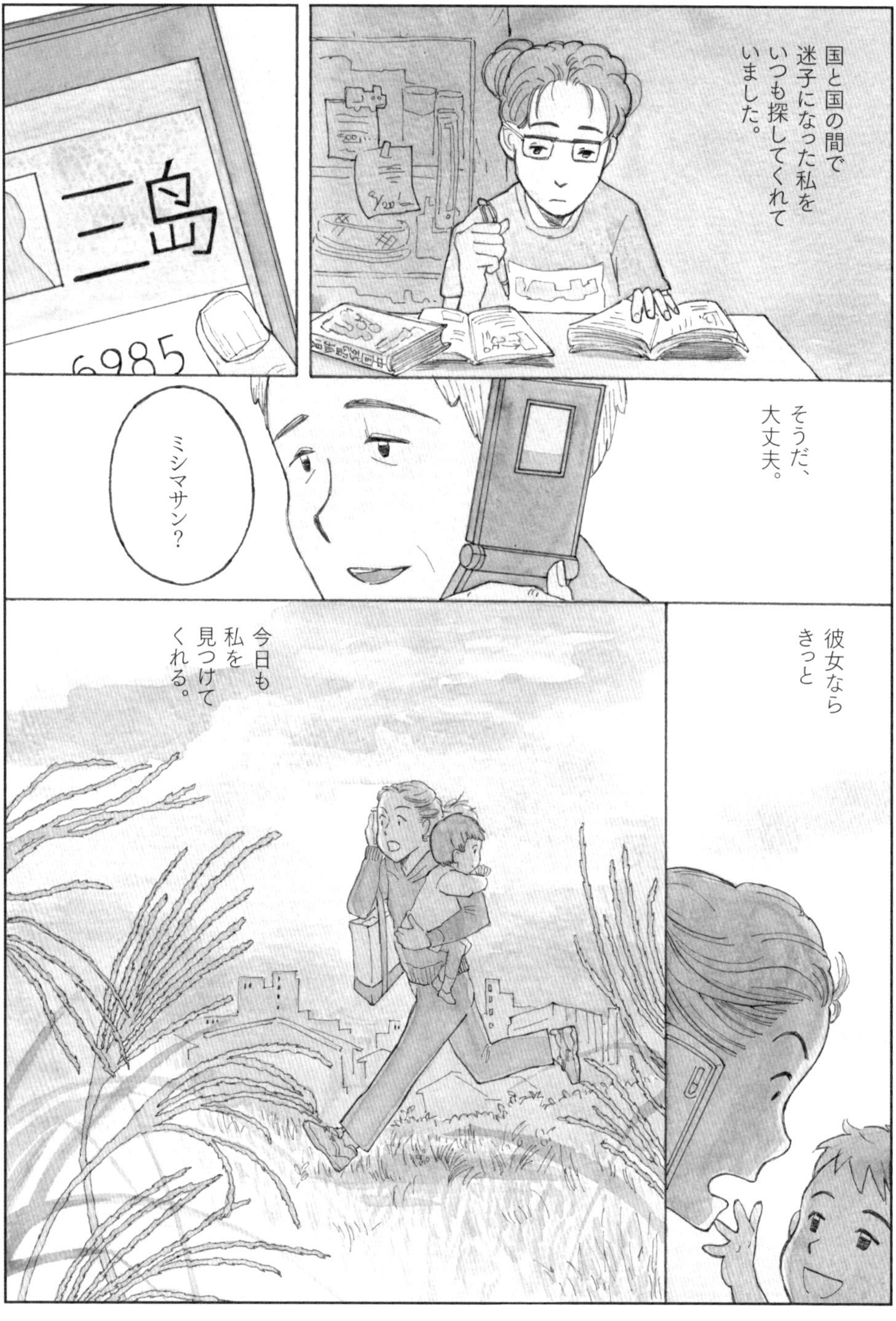
国と国の間で
迷子になった私を
いつも探してくれて
いました。
三島
6985
そうだ、
大丈夫。
ミシマサン？
彼女なら
きっと
今日も
私を
見つけて
くれる。

いつもほんとうにありがとう。
言葉ではうまく伝えられないけど。
それはとても、もどかしいけど。
心から、あなたに感謝しています。

第11話　間《はざま》の家で　完

第12話 ここで、待ってるね

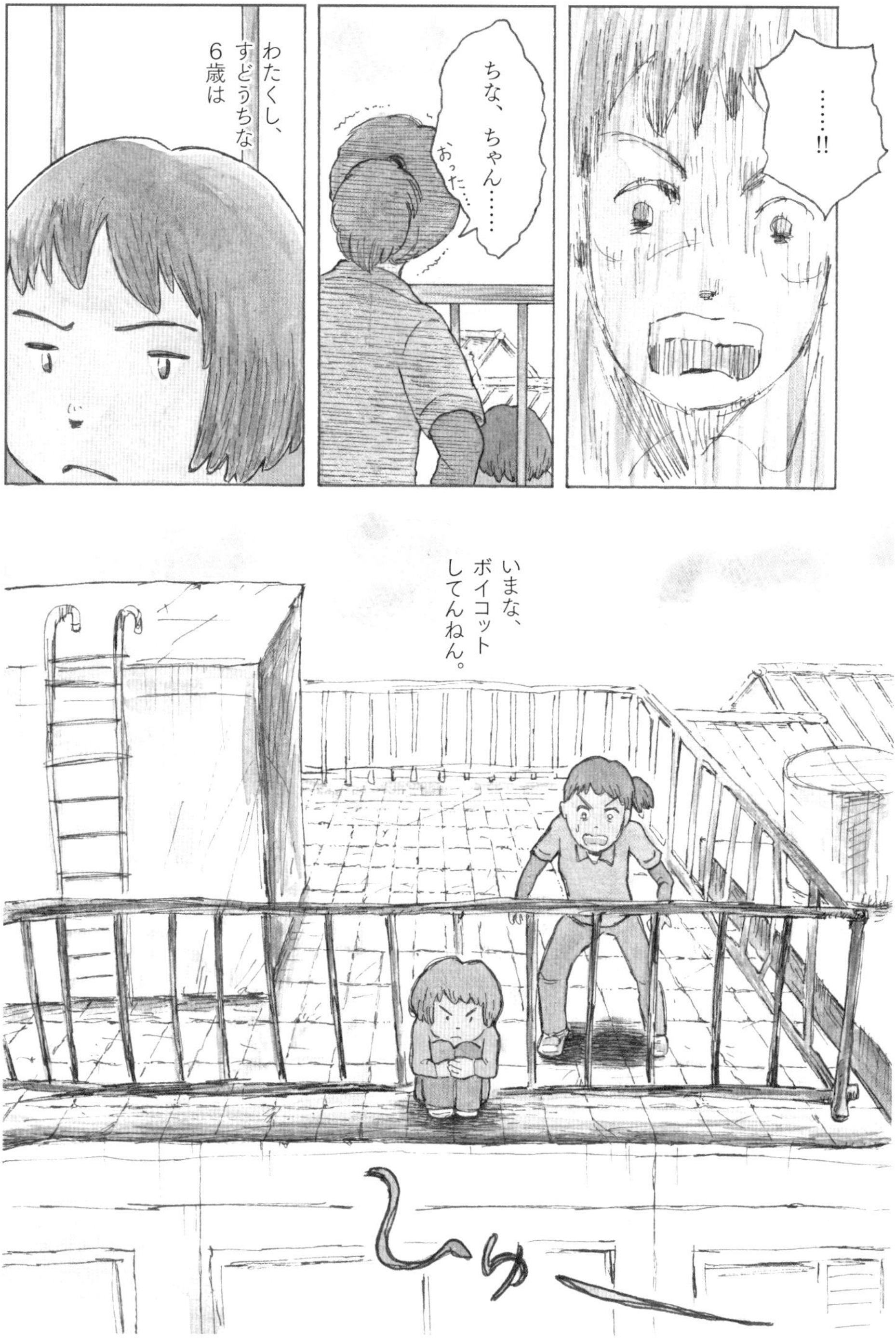
……!!
ちな、ちゃん……
おった……
わたくし、すどうちな6歳は
いまな、ボイコットしてんねん。
ひゅー

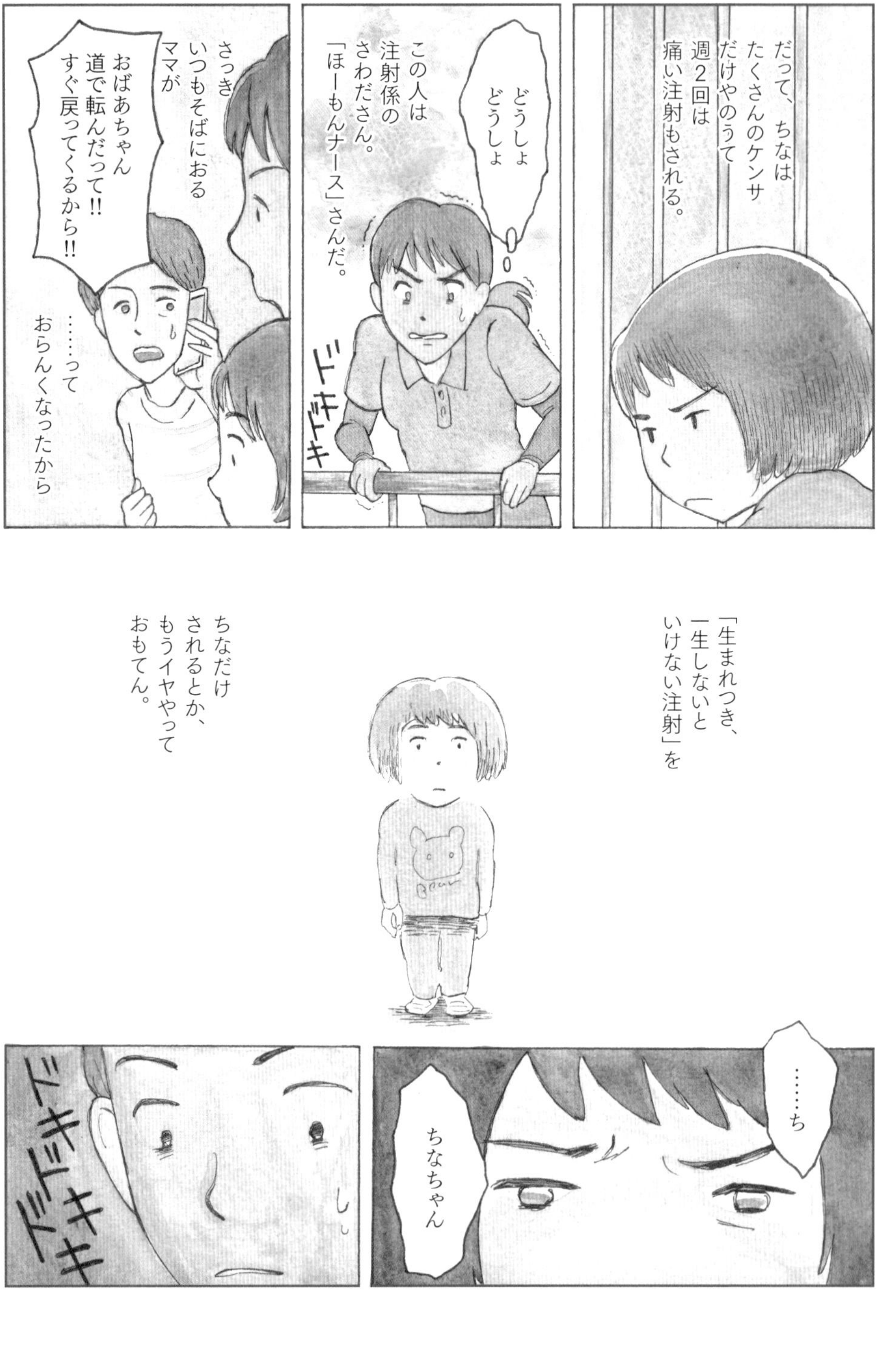
だって、ちなは
たくさんのケンサ
だけやのうて
週2回は
痛い注射もされる。
どうしょ どうしょ
この人は
注射係の
さわださん。
「ほーもんナース」さんだ。
ドキドキ
さっき
いつもそばにおる
ママが
おばあちゃん
道で転んだって!!
すぐ戻ってくるから!!
……って
おらんくなったから
「生まれつき、
一生しないと
いけない注射」を
ちなだけ
されるとか、
もうイヤやって
おもてん。
……ち
ちなちゃん
ドキドキ

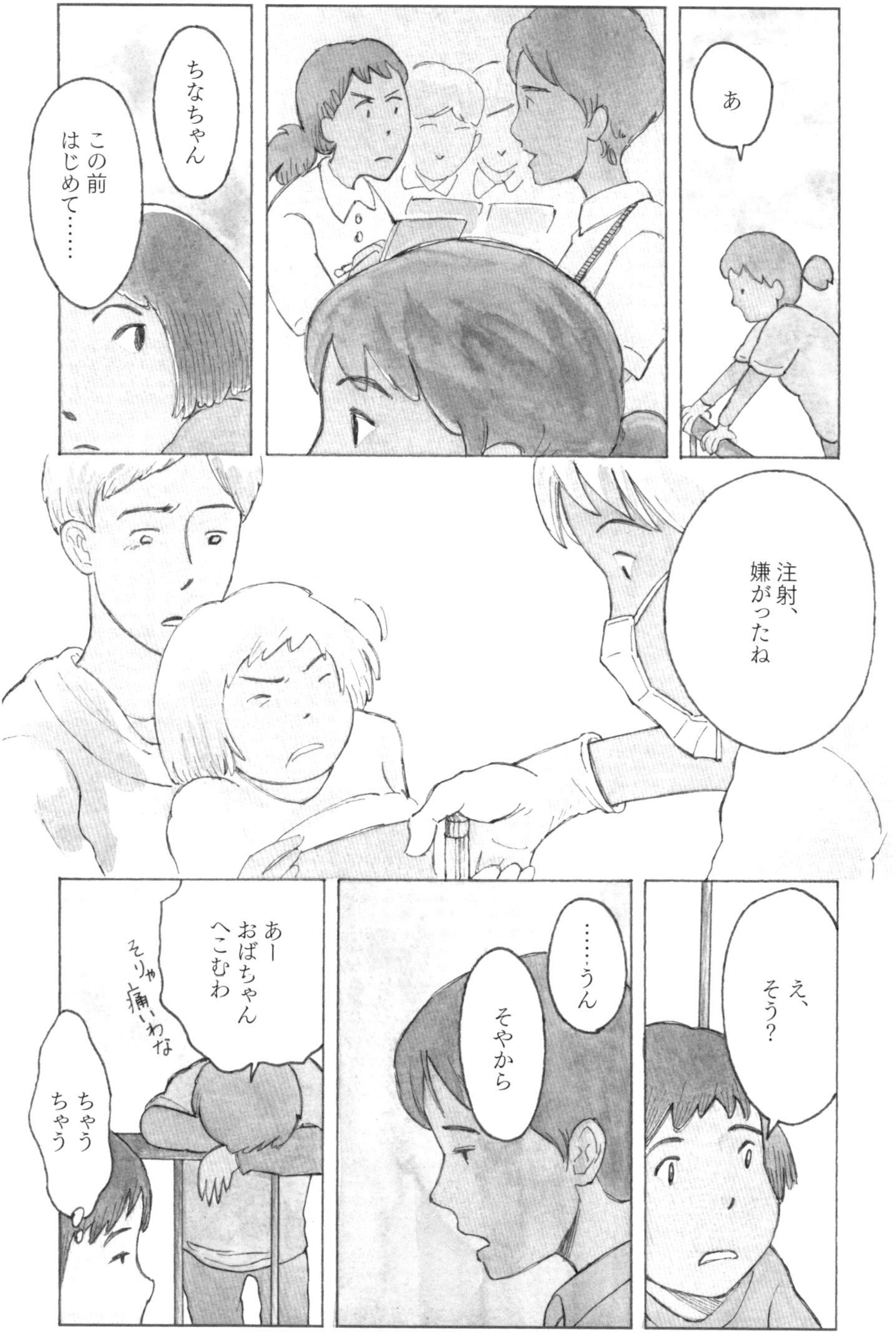
あ
ちなちゃん
この前
はじめて……
注射、
嫌がったね
え、
そう?
……うん
そやから
あー
おばちゃん
へこむわ
そりゃ痛いわな
ちゃう
ちゃう

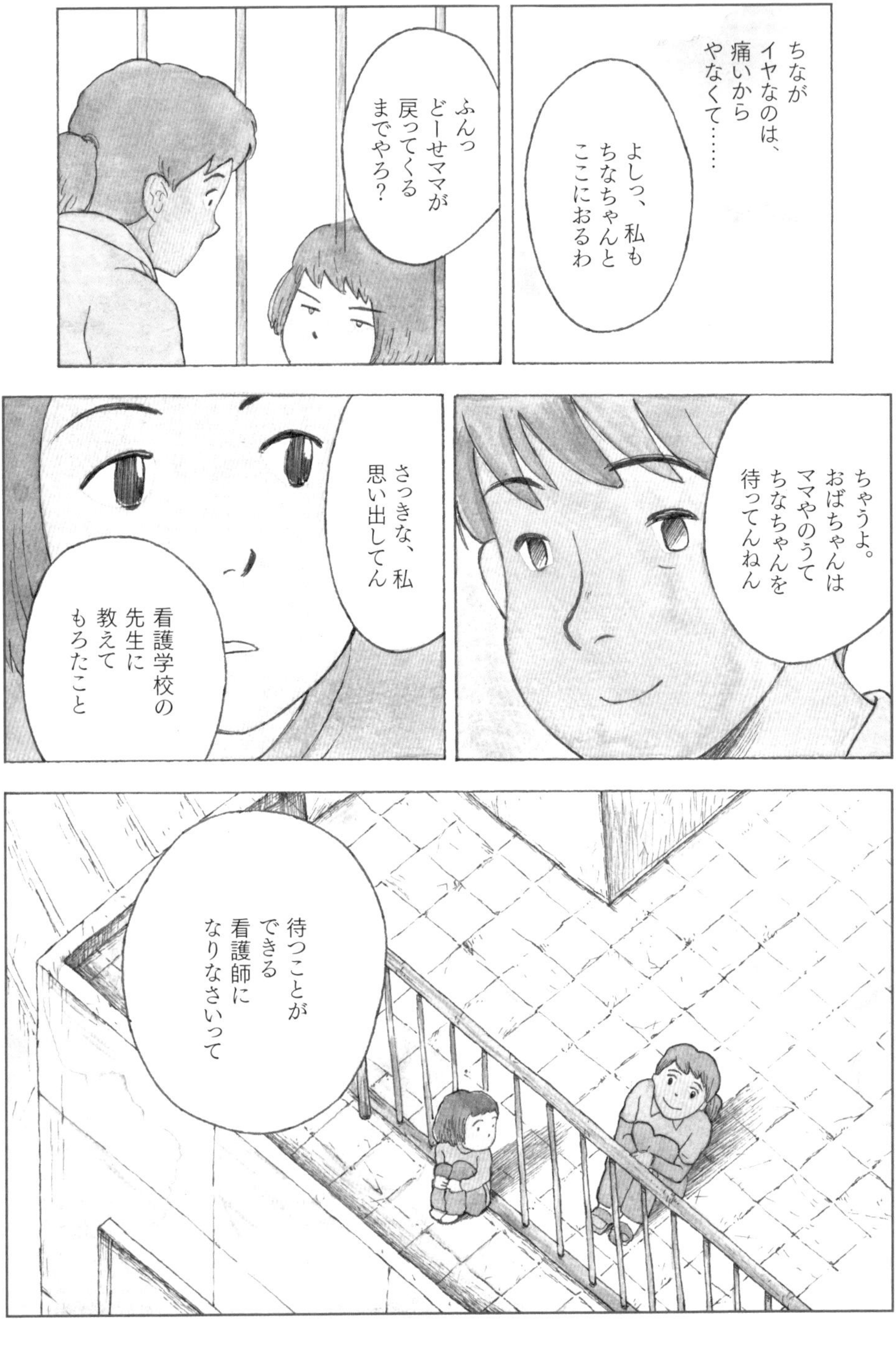
ちながイヤなのは、痛いからやなくて……
よしっ、私もちなちゃんとここにおるわ
ふんっどーせママが戻ってくるまでやろ？
ちゃうよ。おばちゃんはママやのうてちなちゃんを待ってんねん
さっきな、私思い出してん
看護学校の先生に教えてもろたこと
待つことができる看護師になりなさいって

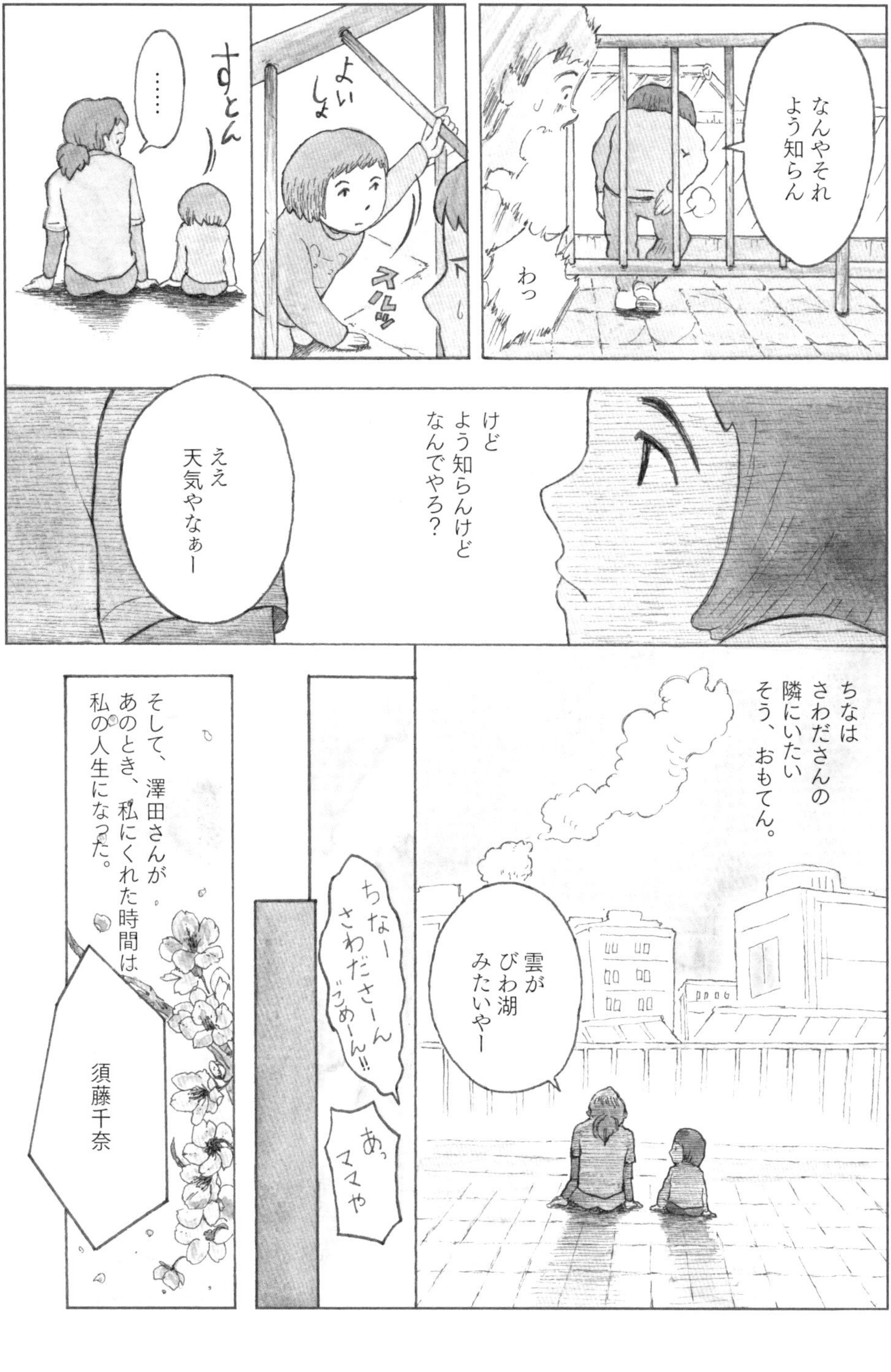
なんやそれ
よう知らん
わっ
よい
しょ
スルッ
すとん
……
けど
よう知らんけど
なんでやろ？
ええ
天気やなぁー
ちなは
さわださんの
隣にいたい
そう、おもてん。
雲が
びわ湖
みたいやー
ちなー
さわださーん
ごめーん!!
あっ
ママや
そして、澤田さんが
あのとき、私にくれた時間は
私の人生になった。
須藤千奈

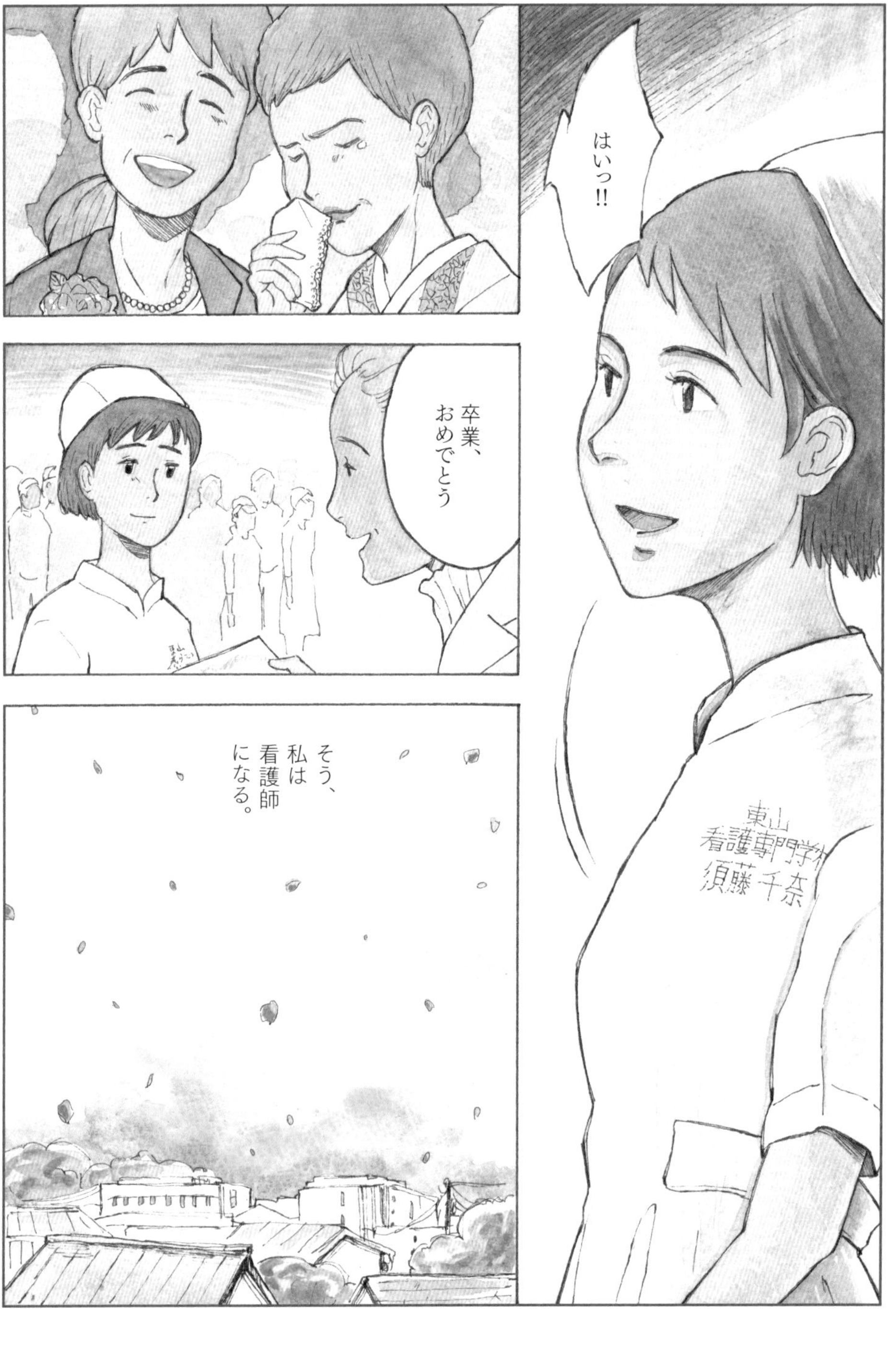

はいっ!!
東山
看護専門学
須藤千奈
卒業、おめでとう
そう、私は看護師になる。

私、まだまだだけど、
待っていてください。

いつか、立派になってみせるから。

第12話―ここで、待ってるね　完

特別話［第6話続編］

終わりの続き

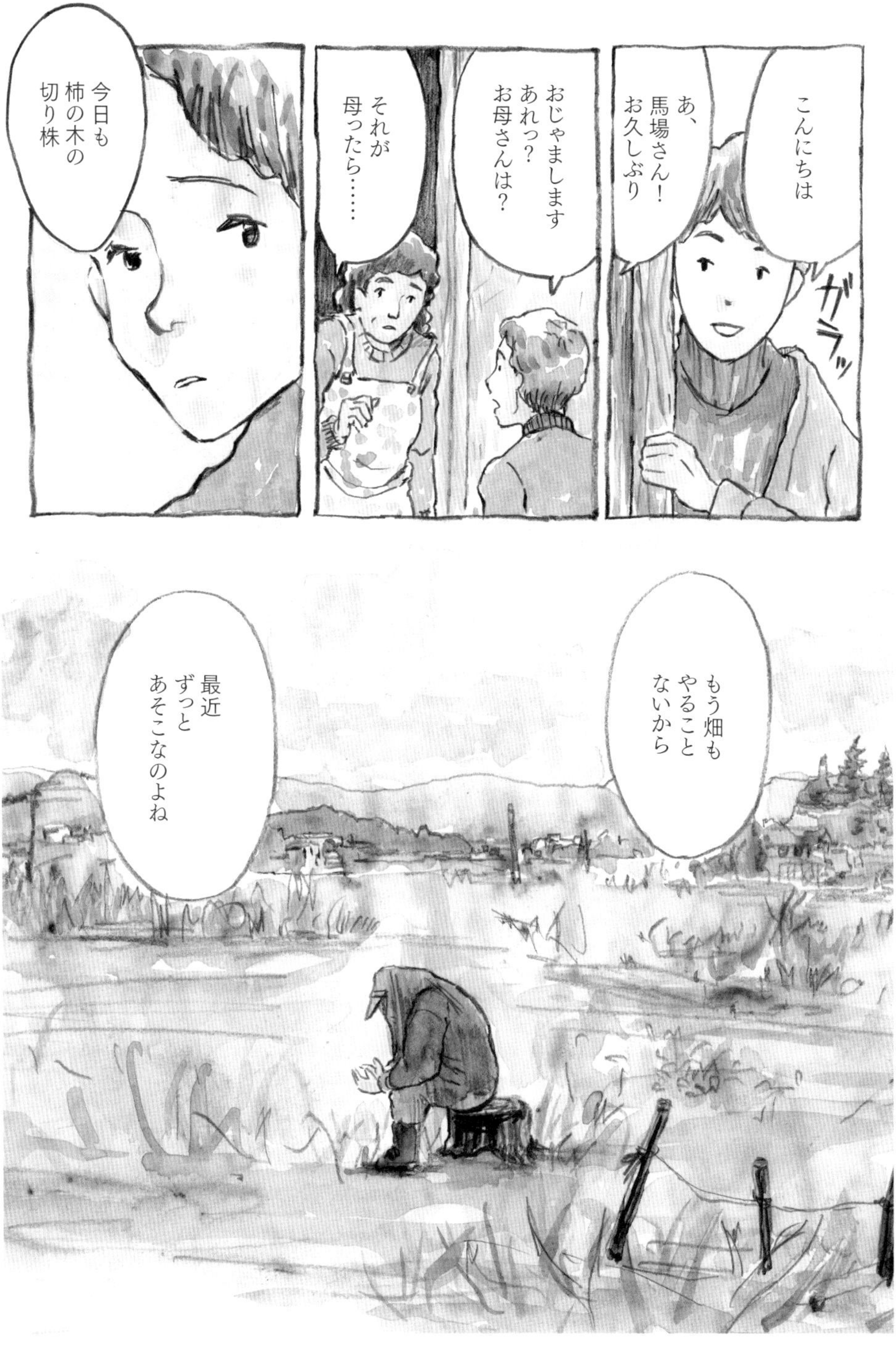

こんにちは
ガラッ
あ、馬場さん！お久しぶり
おじゃましますあれっ？お母さんは？
それが母ったら……
今日も柿の木の切り株
もう畑もやることないから
最近ずっとあそこなのよね

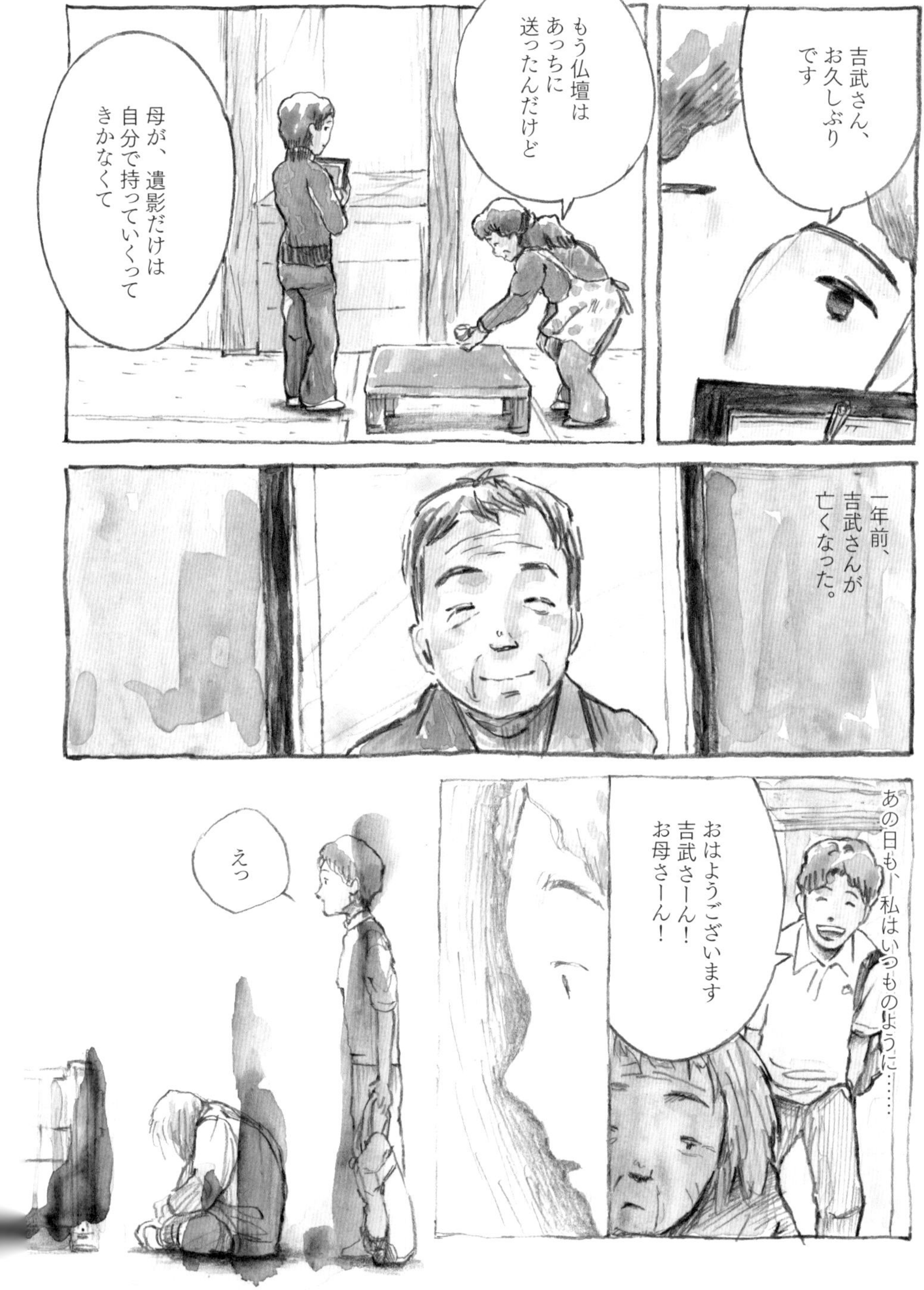
吉武さん、お久しぶりです
もう仏壇はあっちに送ったんだけど
母が、遺影だけは自分で持っていくってきかなくて
一年前、吉武さんが亡くなった。
あの日も、私はいつものように……
おはようございます吉武さーん！お母さーん！
えっ

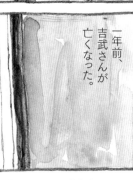

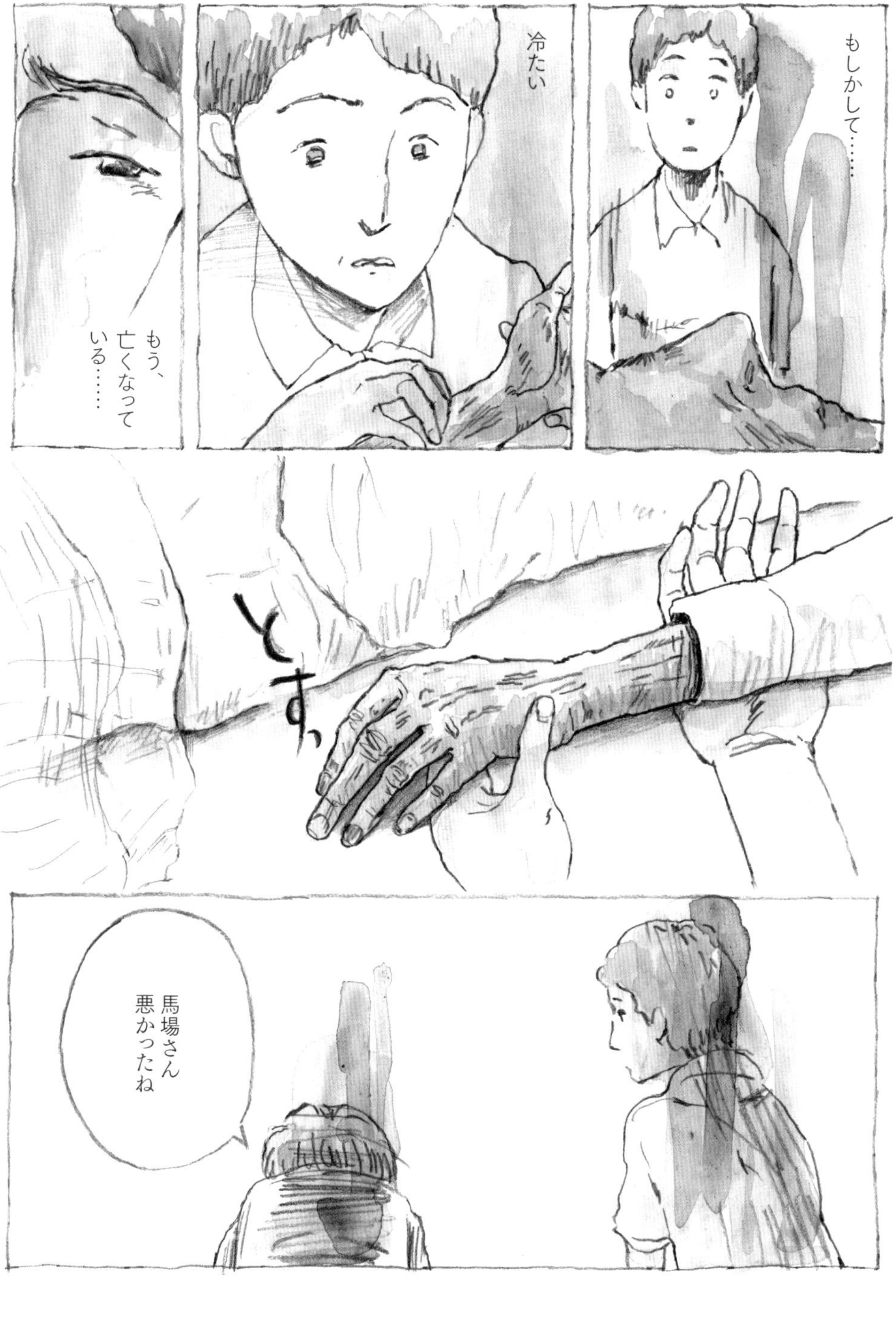

もしかして……
冷たい
もう、
亡くなって
いる……
とすっ
馬場さん
悪かったね

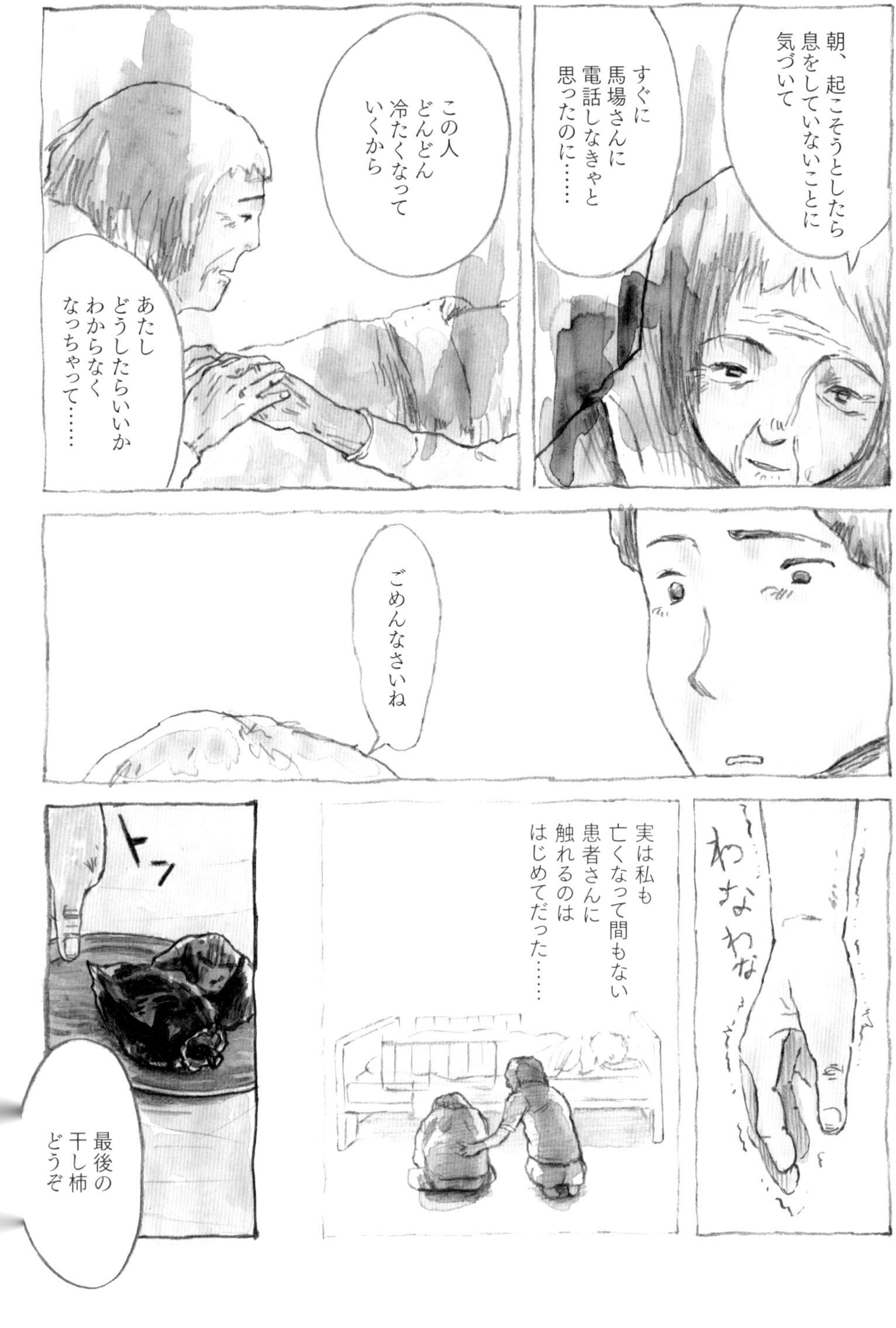
朝、起こそうとしたら息をしていないことに気づいて
すぐに馬場さんに電話しなきゃと思ったのに……
この人どんどん冷たくなっていくから
あたしどうしたらいいかわからなくなっちゃって……
ごめんなさいね
わなわな
実は私も亡くなって間もない患者さんに触れるのははじめてだった……
トッ
最後の干し柿どうぞ

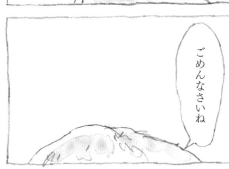

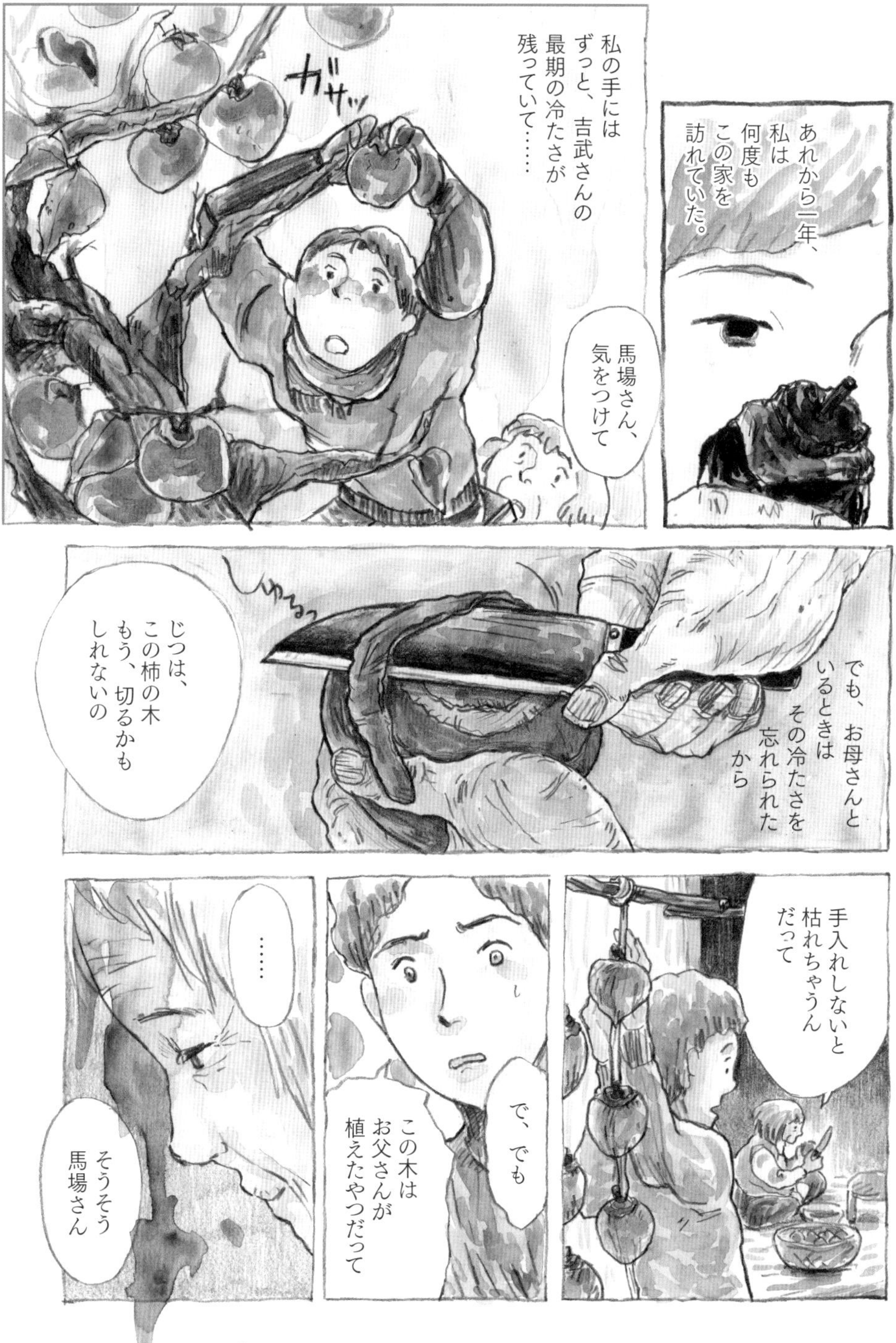
あれから一年、
私は
何度も
この家を
訪れていた。
私の手には
ずっと、吉武さんの
最期の冷たさが
残っていて……
ガサッ
馬場さん、
気をつけて
でも、お母さんと
いるときは
その冷たさを
忘れられた
から
じつは、
この柿の木
もう、切るかも
しれないの
手入れしないと
枯れちゃうん
だって
で、でも
この木は
お父さんが
植えたやつだって
……
そうそう
馬場さん

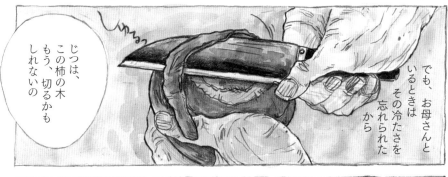

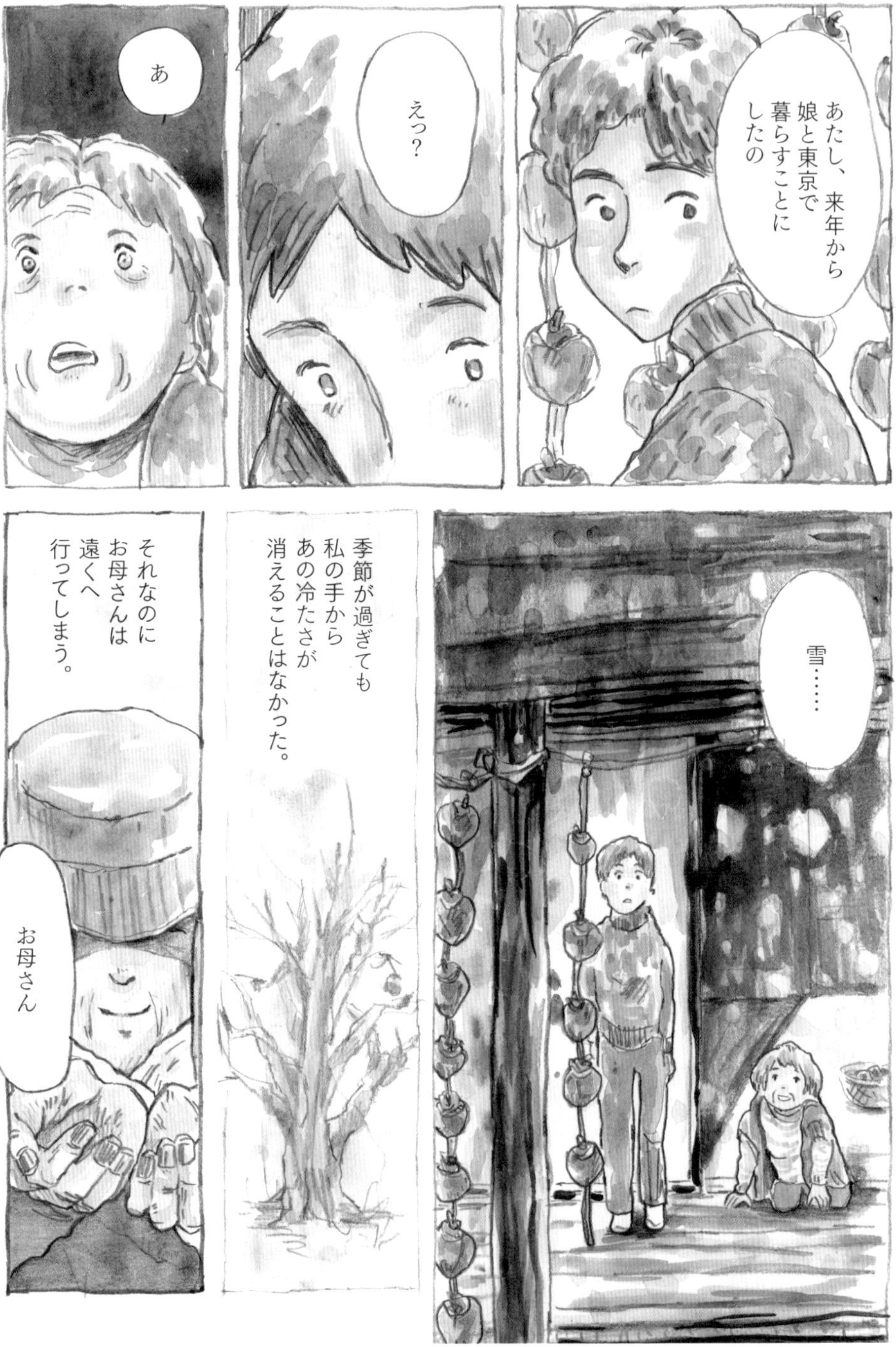
あたし、来年から
娘と東京で
暮らすことに
したの
えっ？
あ
雪……
季節が過ぎても
私の手から
あの冷たさが
消えることはなかった。
それなのに
お母さんは
遠くへ
行ってしまう。
お母さん

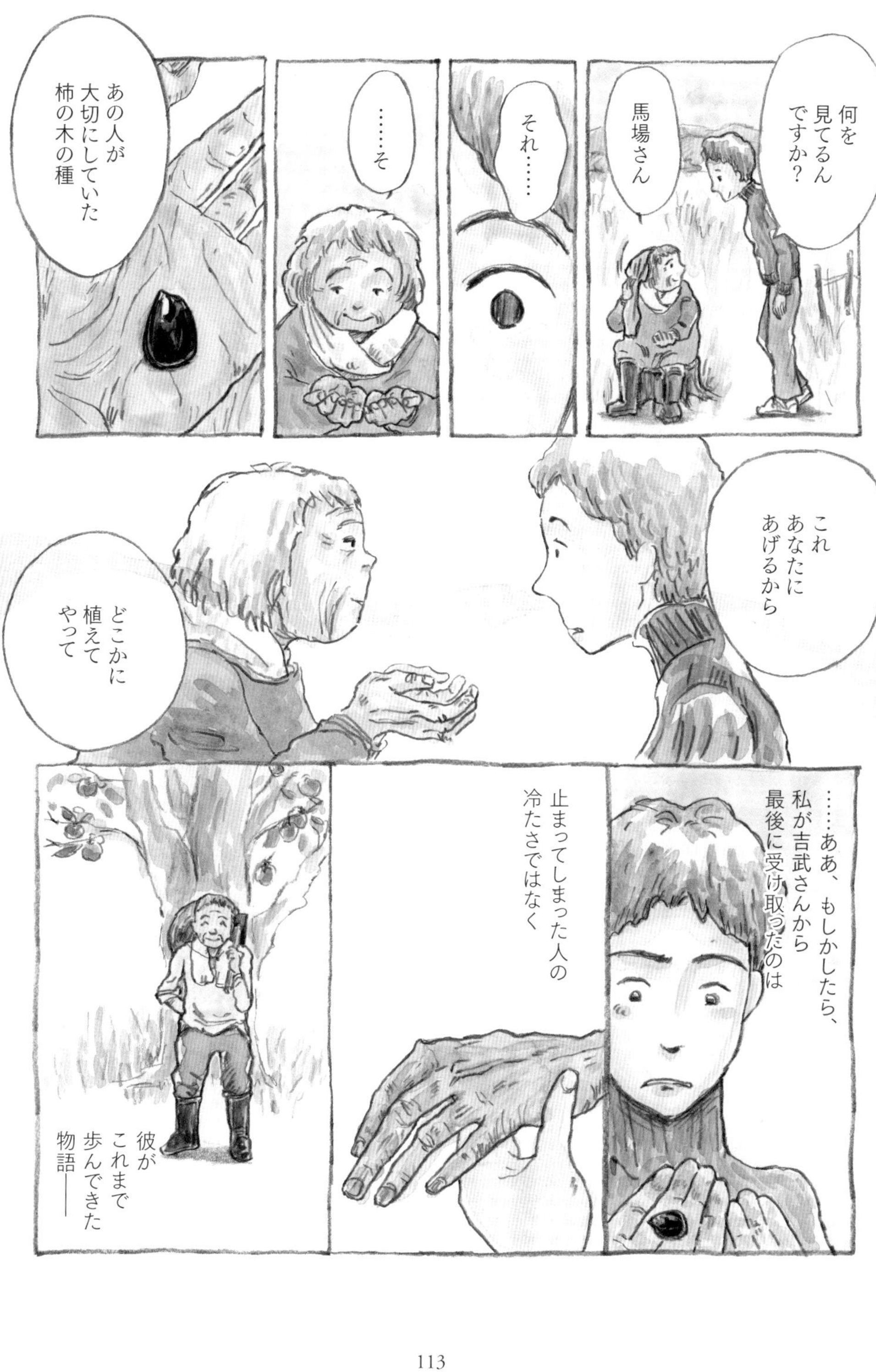
何を見てるんですか？
馬場さん
それ……
……そ
あの人が大切にしていた柿の木の種
これあなたにあげるから
どこかに植えてやって
……ああ、もしかしたら、私が吉武さんから最後に受け取ったのは
止まってしまった人の冷たさではなく
彼がこれまで歩んできた物語——

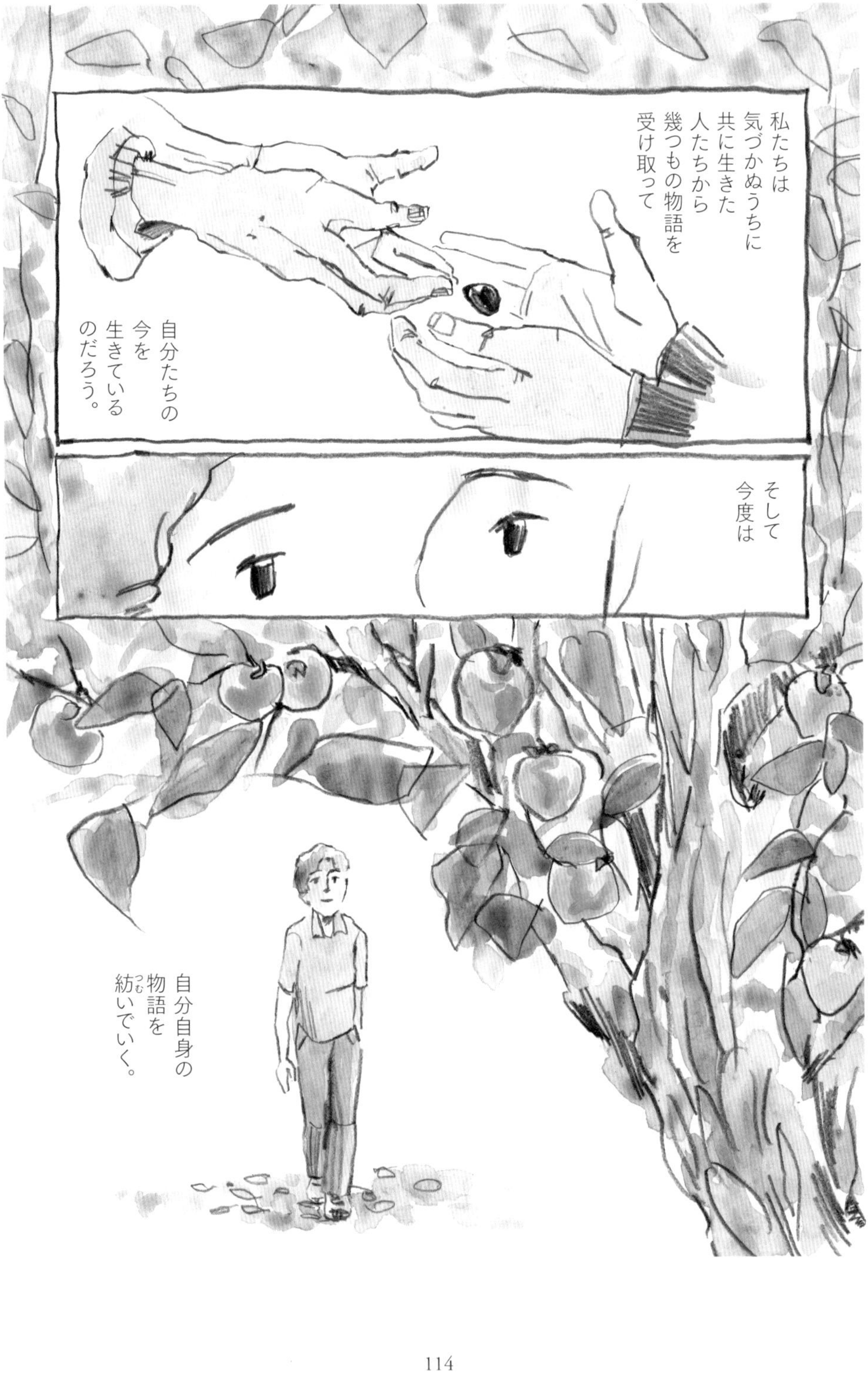
私たちは
気づかぬうちに
共に生きた
人たちから
幾つもの物語を
受け取って
自分たちの
今を
生きている
のだろう。
そして
今度は
自分自身の
物語を
紡《つむ》いでいく。

たくさんの人と出会い、
たくさんの人と別れ、
そして、たくさんの物語を
受け留《とど》める。
私たちにできることは、
きっとそういうことなんだろう。

特別話 第6話続編―終わりの続き　完

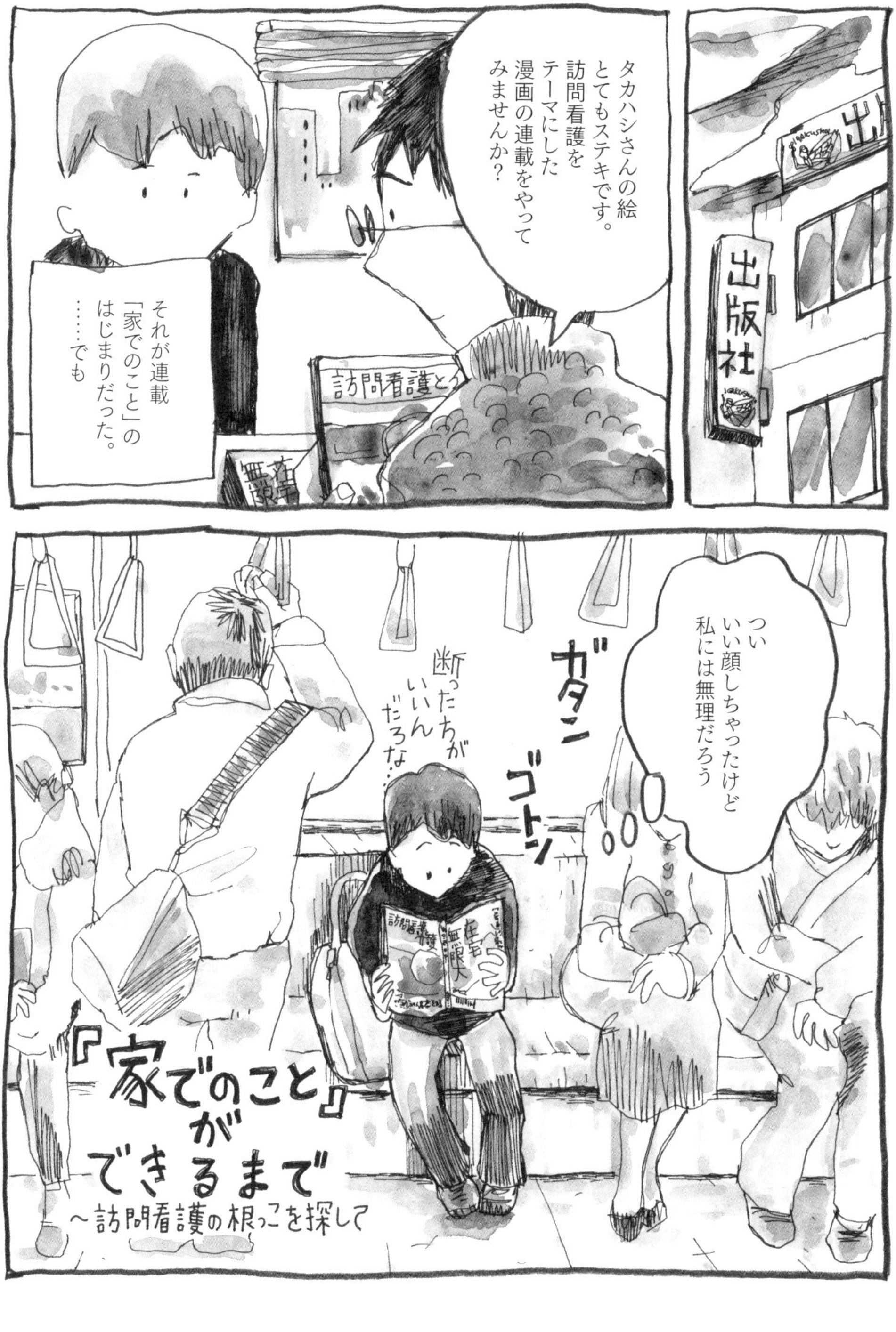
出版社
タカハシさんの絵 とてもステキです。訪問看護をテーマにした漫画の連載をやってみませんか？
訪問看護と
それが連載「家でのこと」のはじまりだった。……でも
つい いい顔しちゃったけど 私には無理だろう
ガタン ゴトン
断ったちがいいんだろうな…
『家でのこと』ができるまで
～訪問看護の根っこを探して

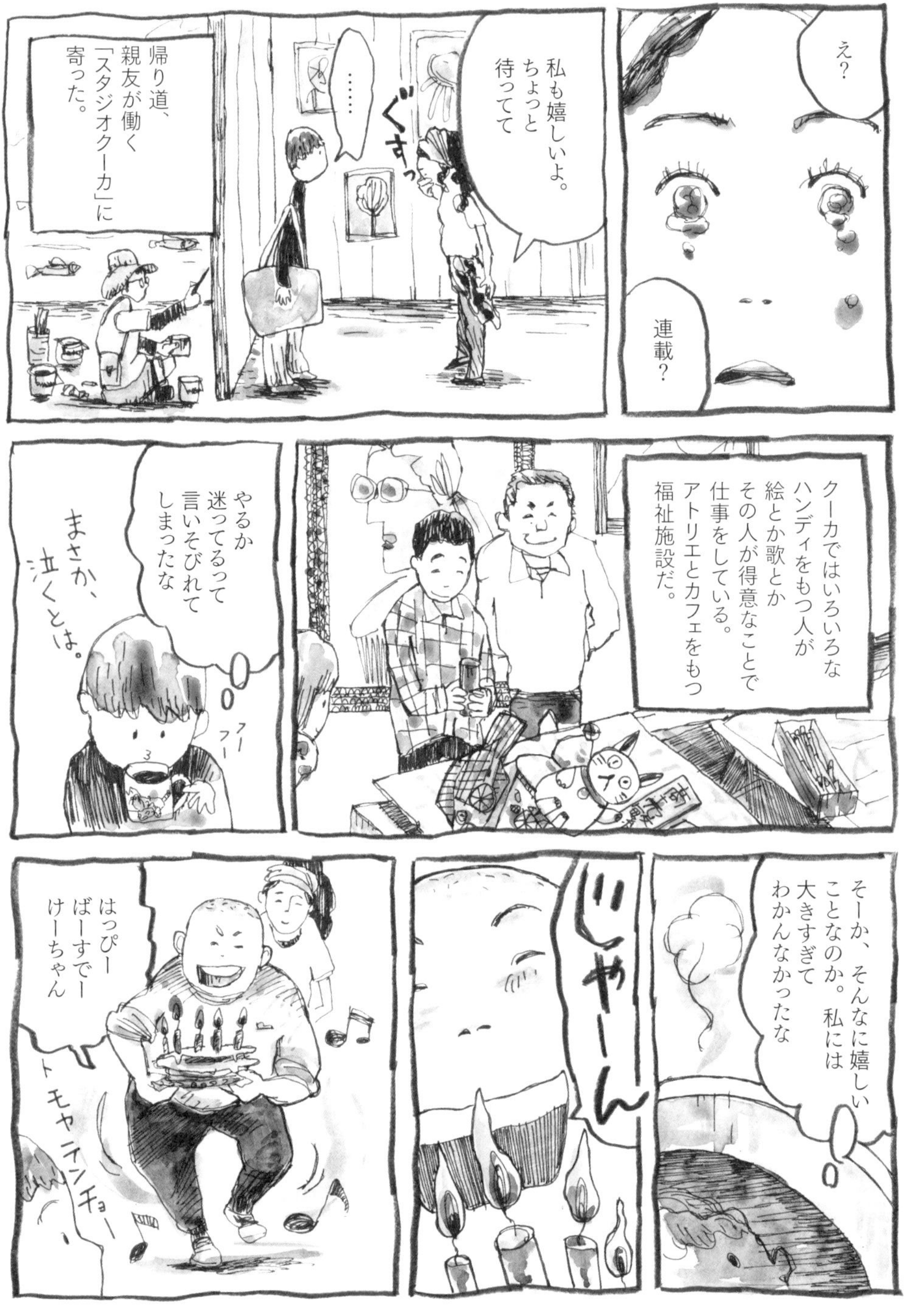
え?
連載?
私も嬉しいよ。ちょっと待ってて
ぐすっ
……
帰り道、親友が働く「スタジオクーカ」に寄った。
クーカではいろいろなハンディをもつ人が絵とか歌とかその人が得意なことで仕事をしている。アトリエとカフェをもつ福祉施設だ。
やるか迷ってるって言いそびれてしまったな
まさか、泣くとは。
フーフー
そーか、そんなに嬉しいことなのか。私には大きすぎてわかんなかったな
じゃーん
はっぴーばーすでーけーちゃん
トモヤテンチョー

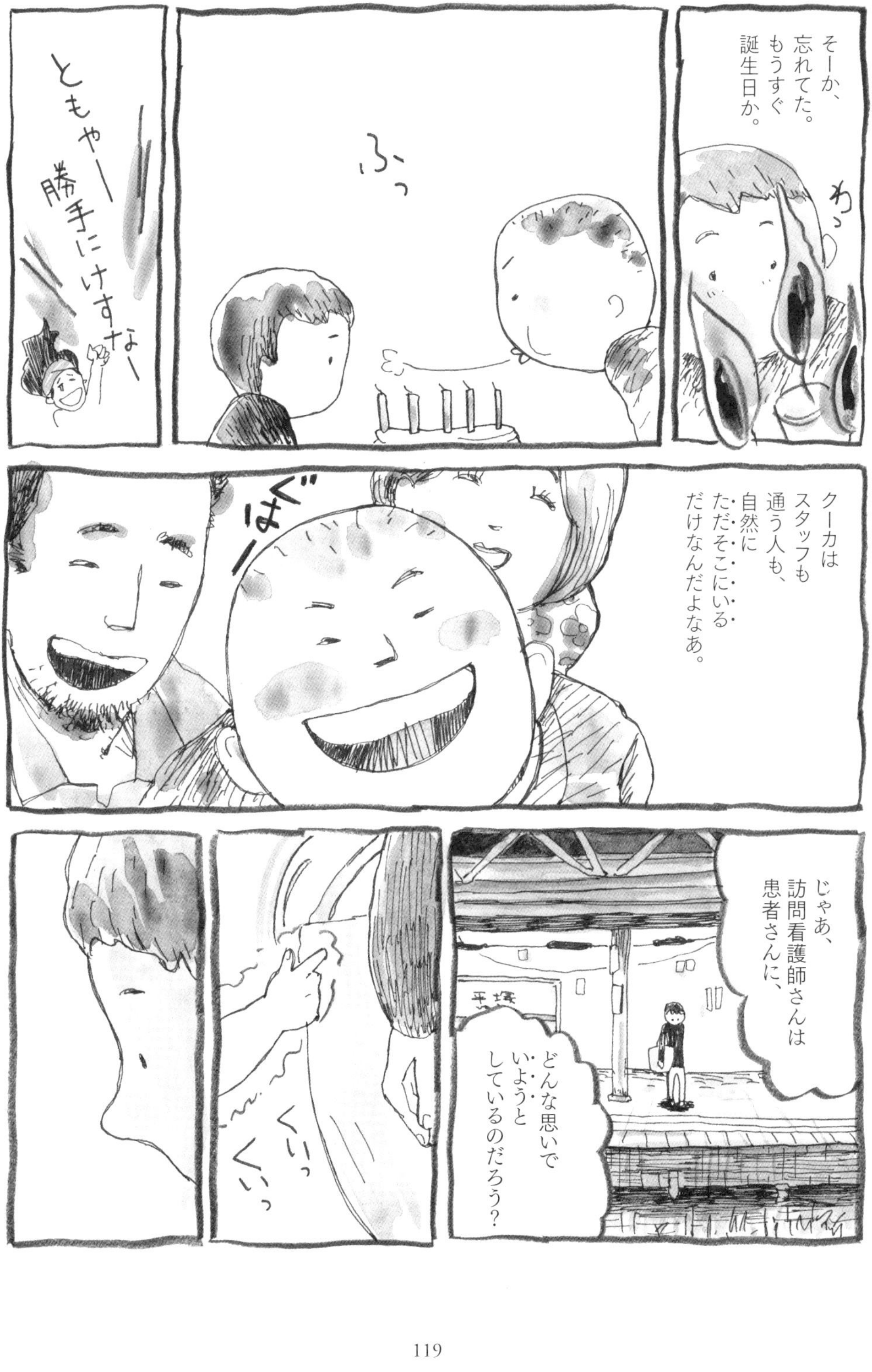
そーか、
忘れてた。
もうすぐ
誕生日か。
わっ
ふっ
ともやー
勝手にけすなー
クーカは
スタッフも
通う人も、
自然に
ただそこにいる
だけなんだよなあ。
ぐはー
じゃあ、
訪問看護師さんは
患者さんに、
どんな思いで
いようと
しているのだろう？
くいっ
くいっ

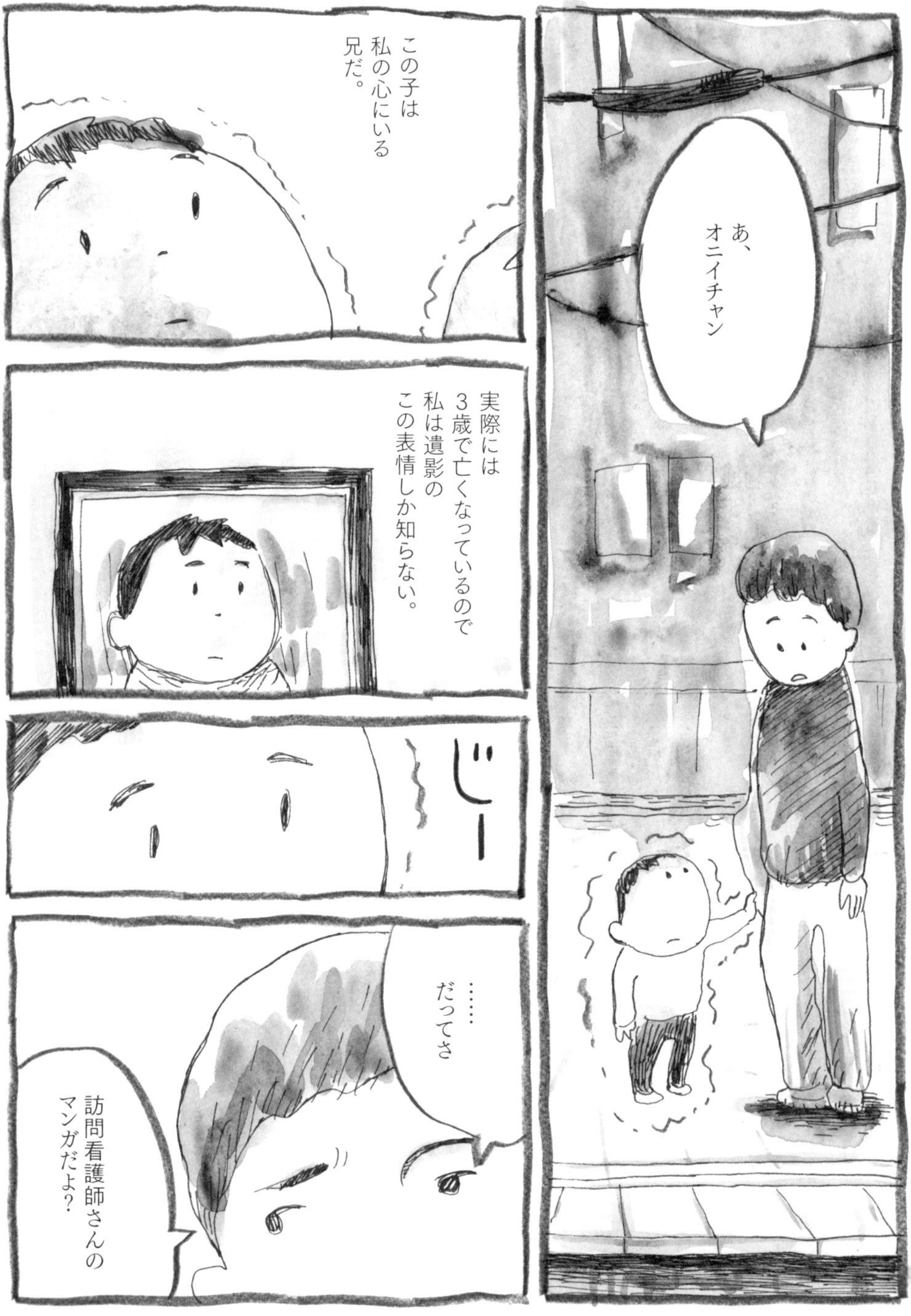
あ、オニイチャン
この子は私の心にいる兄だ。
実際には3歳で亡くなっているので私は遺影のこの表情しか知らない。
じー
……だってさ
訪問看護師さんのマンガだよ？

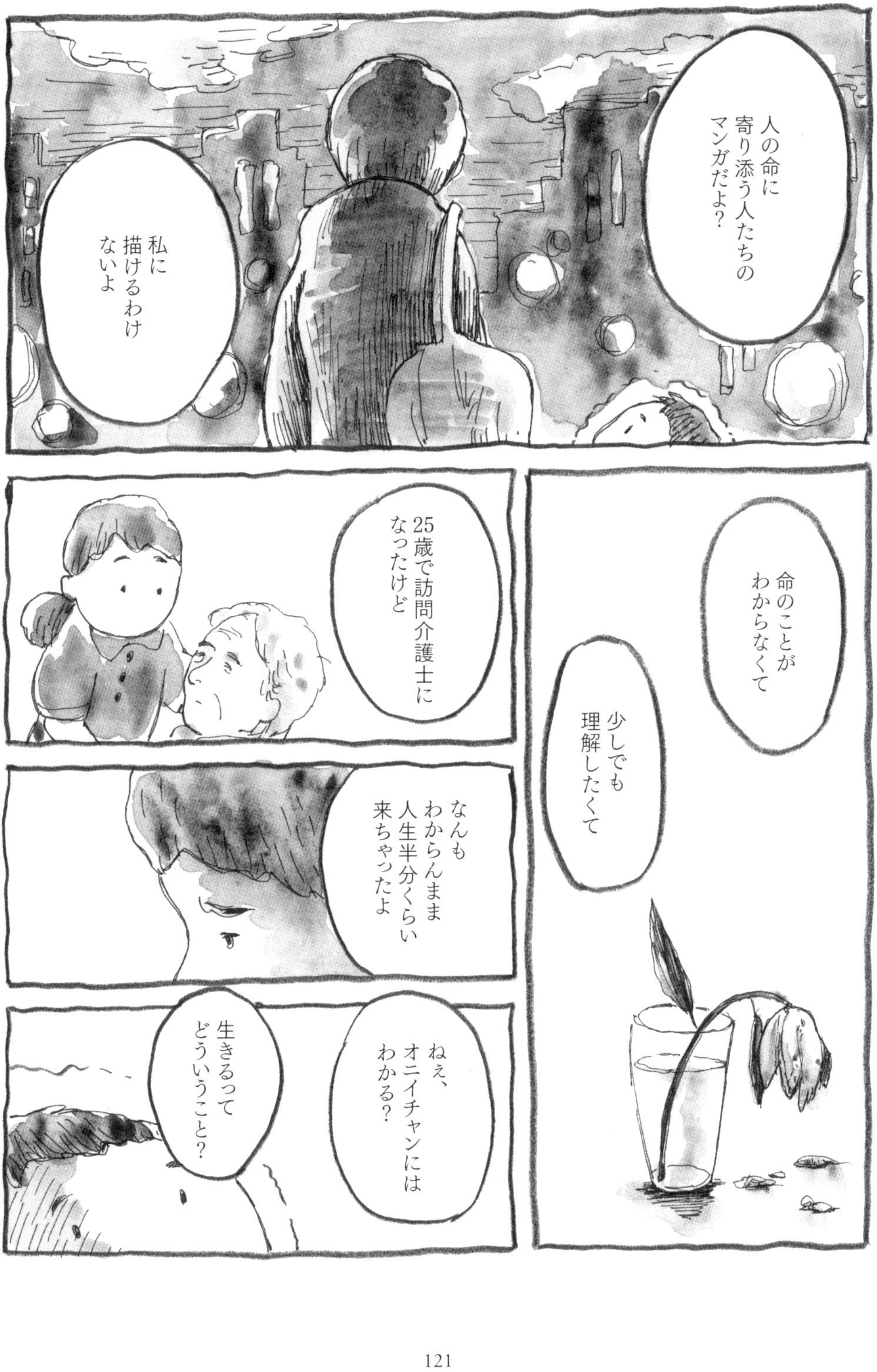
人の命に
寄り添う人たちの
マンガだよ?
私に
描けるわけ
ないよ
25歳で訪問介護士に
なったけど
なんも
わからんまま
人生半分くらい
来ちゃったよ
命のことが
わからなくて
少しでも
理解したくて
ねえ、
オニイチャンには
わかる?
生きるって
どういうこと?

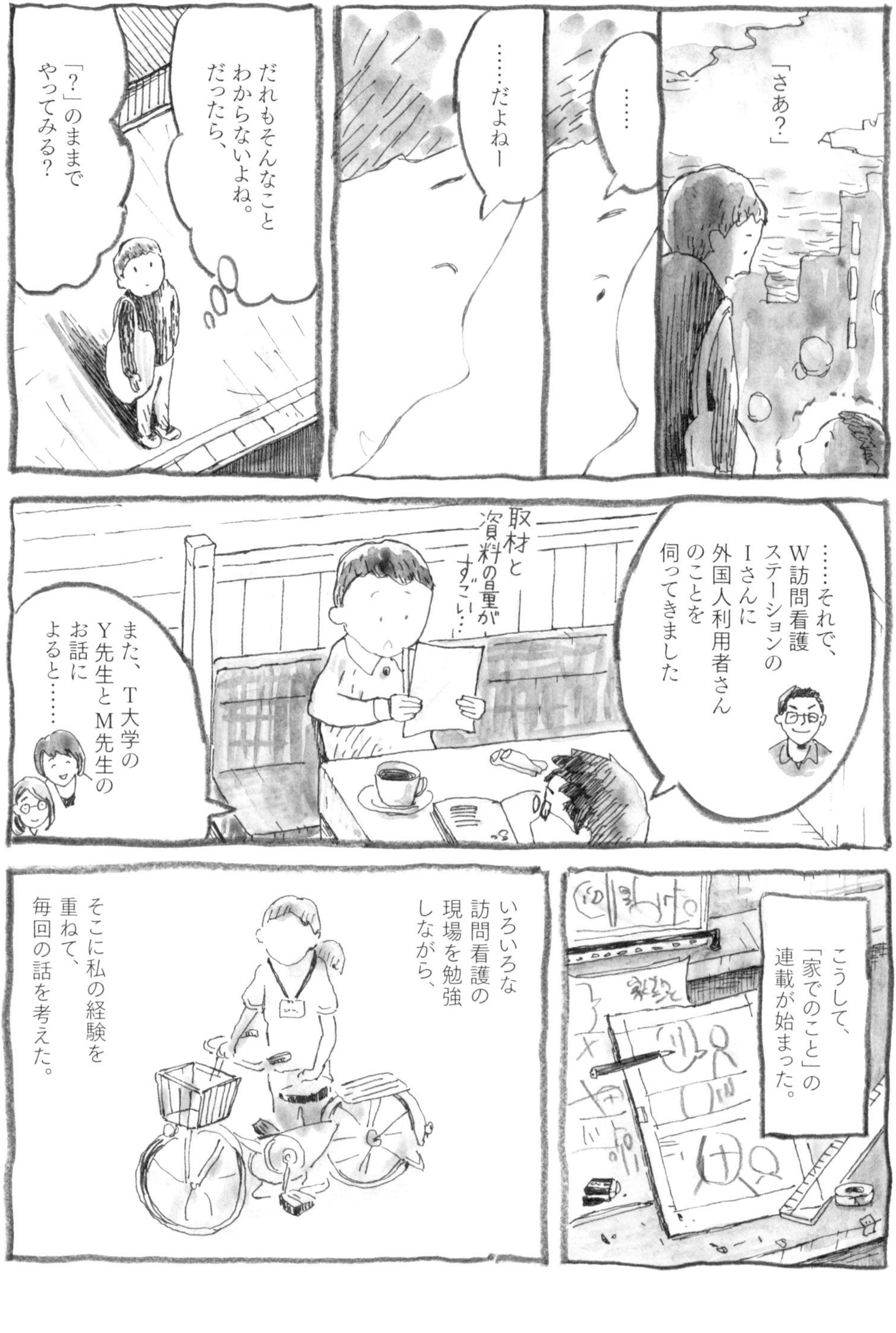
「さあ?」
……
……だよねー
だれもそんなこと
わからないよね。
だったら、
「?」のままで
やってみる?
……それで、
W訪問看護ステーションの
Iさんに
外国人利用者さん
のことを
伺ってきました
取材と
資料の量が
すごい…
また、T大学の
Y先生とM先生の
お話に
よると……
こうして、
「家でのこと」の
連載が始まった。
いろいろな
訪問看護の
現場を勉強
しながら、
そこに私の経験を
重ねて、
毎回の話を考えた。

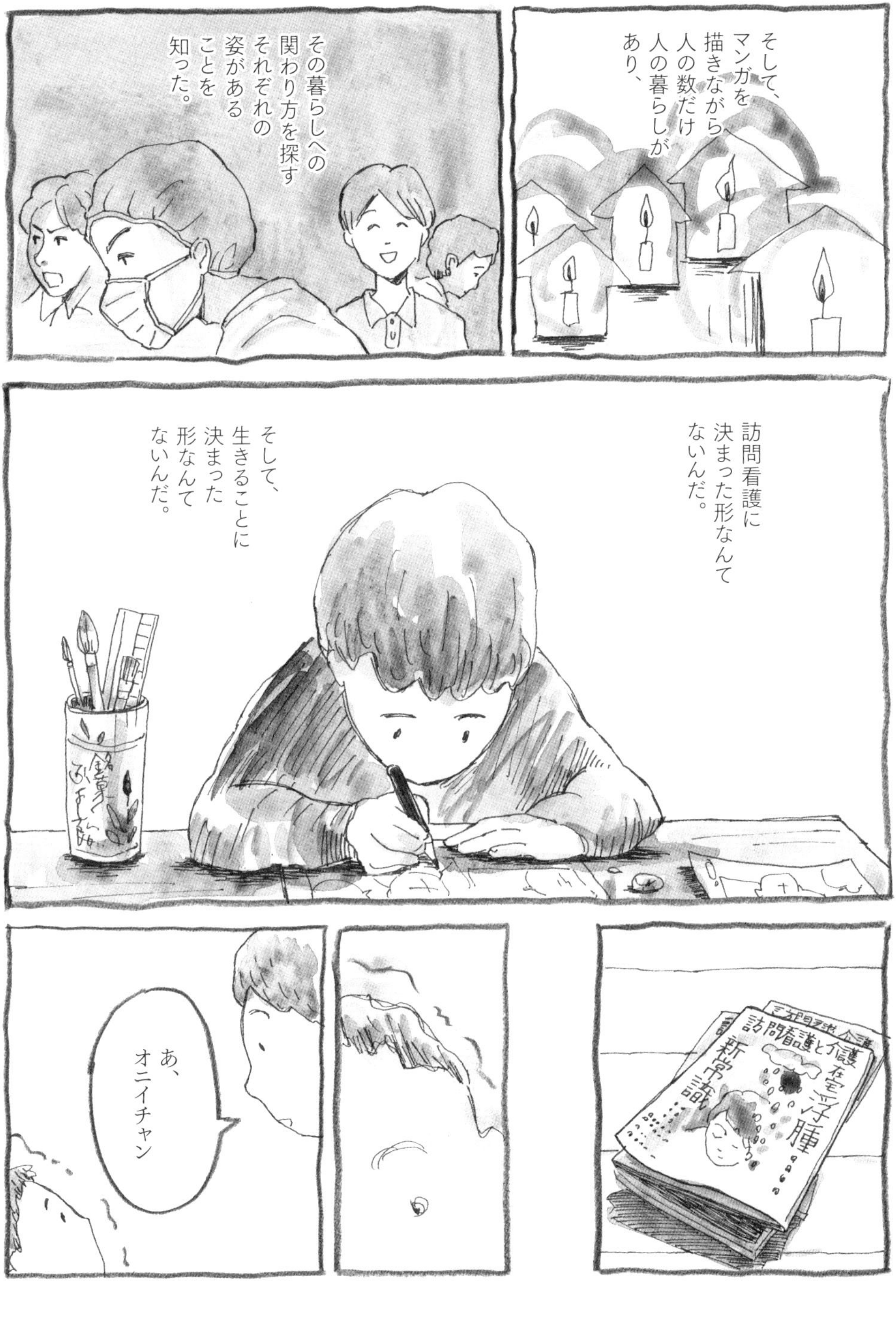
そして、マンガを描きながら人の数だけ人の暮らしがあり、
その暮らしへの関わり方を探すそれぞれの姿があることを知った。
訪問看護に決まった形なんてないんだ。
そして、生きることに決まった形なんてないんだ。
訪問看護と介護
在宅浮腫
新常識
あ、オニイチャン

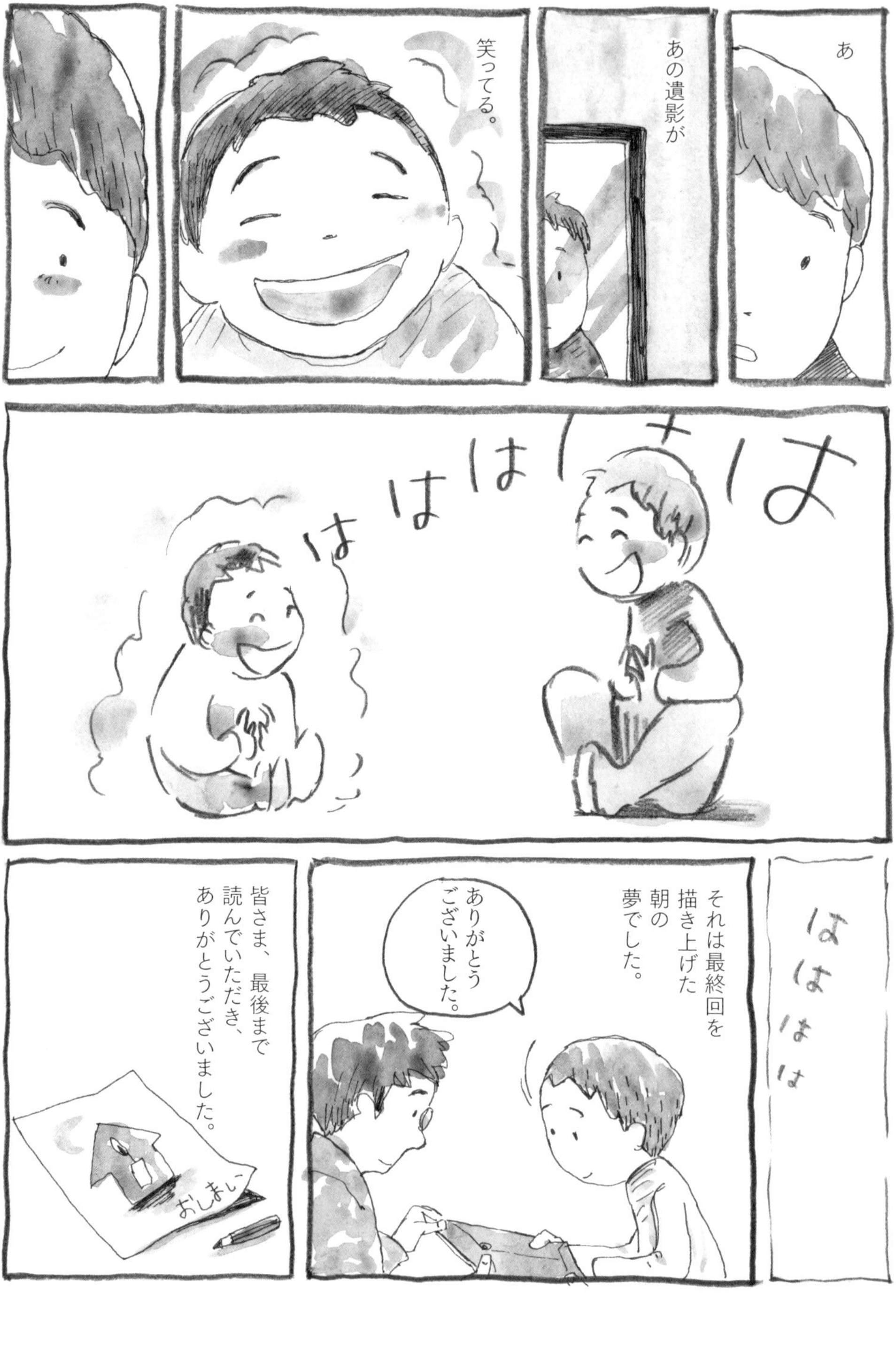
あ
あの遺影が
笑ってる。
はははは
はははは
それは最終回を
描き上げた
朝の
夢でした。
ありがとう
ございました。
皆さま、最後まで
読んでいただき、
ありがとうございました。
おしまい

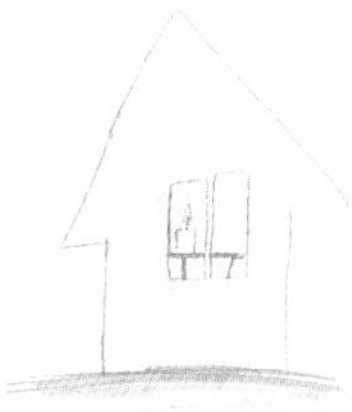

おしまい。

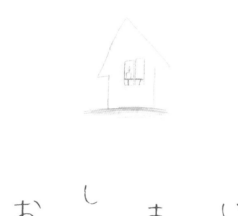

作者プロフィール

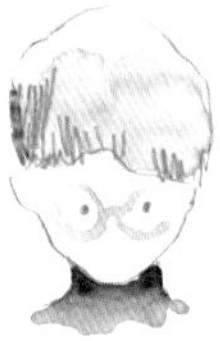

高橋恵子
（たかはし・けいこ）

漫画家、介護福祉士、アートワーカー。2002年より在宅の現場で介護職として働く。以降、介護職を続けながら在宅ケアの風景を漫画で描き綴る。雑誌『訪問看護と介護』（医学書院）にて2020年「家でのこと」を連載。同誌の表紙イラストも手がける。また、朝日新聞 Web『なかまぁる』にて「今日は晴天、ぼけ日和」を連載中（発行時）。神奈川県川崎市出身。好きなものはカレー。東京都日本橋のアート教室「artco」在籍。

参考文献

⊙村上靖彦『在宅無限大——訪問看護師がみた生と死』（医学書院）第8章Fさんの言葉より（第2話「土管の家」）

⊙村上靖彦『在宅無限大——訪問看護師がみた生と死』（医学書院）第2章Bさんの言葉より（第3話「さいごのおやすみなさい」）

⊙本田美和子、伊東美緒編『ユマニチュードと看護』（医学書院）．安藤夏子：死を前にした彼が教えてくれたこと——ターミナル期におけるユマニチュードの意義（第7話「目と目から」）

編集協力

⊙東邦大学地域連携教育支援センター「暮らしの保健室いえラボ」

⊙ウィル訪問看護ステーション

⊙清水奈穂美（滋賀医科大学医学部看護学科）

家でのこと
—訪問看護で出会う13の珠玉の物語

発　行　2021年2月1日　第1版第1刷©
著　者　高橋《たかはし》恵子《けいこ》
発行者　株式会社　医学書院
　　　　代表取締役　金原　俊
　　　　〒113-8719　東京都文京区本郷1-28-23
　　　　電話　03-3817-5600(社内案内)
印刷・製本　三報社印刷

ISBN978-4-260-04315-1